剪纸技法与创作

（供医学类专业用）

主 编 温小军 许瑞芬

副主编 桂晓玲 任 玮 卢雨微

编 委（以姓氏笔画为序）

邢 皓 孙晓宇 李 婷

肖榜权 张 吉 修江帆

U0338824

全国百佳图书出版单位

中国中医药出版社

·北 京·

图书在版编目（CIP）数据

剪纸技法与创作 / 温小军 , 许瑞芬主编 . —北京：中国
中医药出版社，2023.2
ISBN 978-7-5132-3975-2

Ⅰ . ①剪… Ⅱ . ①温… ②许… Ⅲ . ①剪纸—技法 (美
术) —中国—医学院校—教材 Ⅳ . ① J528.1

中国版本图书馆 CIP 数据核字 (2022) 第 186978 号

中国中医药出版社出版

北京经济技术开发区科创十三街 31 号院二区 8 号楼
邮政编码　100176
传真　010-64405721
山东临沂新华印刷物流集团有限责任公司印刷
各地新华书店经销

开本 787×1092　1/16　印张 7.5　字数 136 千字
2023 年 2 月第 1 版　　2023 年 2 月第 1 次印刷
书号　ISBN 978 – 7 – 5132 – 3975 – 2

定价　56.00 元
网址　www.cptcm.com

服 务 热 线　010-64405510
购 书 热 线　010-89535836
维 权 打 假　010-64405753

微信服务号　zgzyycbs
微商城网址　https://kdt.im/LIdUGr
官 方 微 博　http://e.weibo.com/cptcm
天猫旗舰店网址　https://zgzyycbs.tmall.com

前　言

"医＋艺"美育课程系列教材，围绕医学教育、艺术教育，大力加强和改进美育教育教学。充分挖掘、合理利用、优化整合各类美育资源，促进学校与社会的互动互联，全面提高普及艺术教育教学质量，使学生的审美和人文素养显著提升。形成课堂教学和实践相结合、艺术通识教育与专业教育相促进、学校美育和社会美育相联系的新医科美育体系。

本教材的编写以习近平新时代中国特色社会主义思想为指导，全面贯彻党的教育方针，坚持马克思主义指导地位，坚持中国特色社会主义教育发展道路，坚持社会主义办学方向，坚持明德引领风尚，落实立德树人根本任务，把培育和践行社会主义核心价值观融入学校美育全过程，弘扬中华美育精神，遵循美育特点和学生成长规律，以美育人、以美化人、以美培人，引领学生树立正确的审美观念、陶冶高尚的道德情操，强化文化主体和文化创新意识，培育艺术传承的责任感和使命感，塑造新时代的美好心灵。培养德智体美劳全面发展的社会主义建设者和接班人。

剪纸艺术是最古老的中国民间艺术之一。作为一种镂空艺术，它能给人以视觉上透空的感觉和艺术享受。本教材介绍了中国剪纸的起源和发展，剪纸的艺术语言，通过图文并茂的形式，系统阐述剪纸的基本技法，并加以运用。将传统文化与医学相融合，将民族传统技法与健康相结合。在训练手眼协调能力的同时，不仅让剪纸艺术得到继承和发扬，而且还培养了学生的爱国情怀、陶冶了艺术情操。学生通过小小的剪刀、刻刀的使用，将医学、剪纸两种文化元素巧妙的结合，创作的弘扬抗疫精神、推进康养事业的剪纸作品，表现出了中国人民抵御疾病、探索生命奥秘的医学精神和世界非物质文化遗产的精美技艺。

知识在"教"，而"美育"在"化"，让学生变得有情感，心灵境界更高远。在学习中提高艺术修养和审美情趣，发展形象思维，培养创新精神和实践能力，提高感受美、表现美、鉴赏美、创造美的能力，促进学生德、智、体、美、劳全面和谐发展。

梁贵友

2022 年 9 月

编写说明

"医+艺"课程体系是贵州医科大学结合学校医学特点，将医学和艺术相融合，从医学与健康的角度，以人为本，同时融入传统民族文化元素，思考艺术如何与医学结合、弘扬抗疫精神、推进康养事业等，构建"理论讲授-实践体悟-文化涵养"的创新融合课程体系。

剪纸艺术是最古老的中国民间艺术之一。不是一朝一夕出现的奇迹，而是劳动人民智慧的结晶。它蕴涵的文化内涵折射出一个民族的精神。作为一种镂空艺术，它能给人以视觉上透空的感觉和艺术享受。

本课程教材将传统文化与医学相融合，将民族传统技法与健康相结合。在学校美育教育中融合民间剪纸艺术，不仅丰富了美育课堂的教学方式和教学内容，让民间剪纸艺术得到继承和发扬，而且还培养了学生的爱国情怀、陶冶了艺术情操。

剪纸课程的开设，能够使学生通过小小的剪刀、刻刀的使用，将医学、剪纸两种文化元素巧妙结合。本书作为课程配套教材，系统介绍中国剪纸的起源发展、常用剪纸技法等，从剪纸的基本技法进行阐述，培养学生的观察能力、动手能力、思维能力、创造能力、审美能力。此外，教材中还展示了一批具有医学背景的剪纸作品，表现出了中国人民抵御疾病、探索生命奥秘的医学精神和世界非物质文化遗产的精美技艺。

由于编者水平所限，本书难免有不成熟与疏漏之处，恳请读者多提宝贵意见，以便再版时修订完善。

《剪纸技法与创作》编委会

2022 年 8 月

目　录

第一章　中国剪纸的起源及发展

中国剪纸是一门古老的艺术。关于剪纸的起源，说法不一。有的说起源于远古先民巫术、民俗；有的说起源于汉武帝时的皮影；也有的说造纸术出现后，慢慢地才有了剪纸。

但是，我们从在各地出土的不少器物中看到剪纸的悠远影子。

1959年山东大汶口出土了新石器时代的"象牙筒"（图1-1）、"陶豆"（图1-2），其腹部和圈足上有镂空四方连续纹样；1957年山东安邱出土了蛋壳黑陶罐，器壁似蛋壳一样菲薄，上镂有精致、流畅的透雕花纹。要不是陶土制成，很容易被误认为是剪纸艺术品。从这些器物图案采用的镂空等技法来看，新石器时代已经出现了剪纸技法的雏形。

在汉代发明纸张前，我国先民就用其他薄片材料剪镂各种图形，将剪镂的金箔图形粘贴在器物上打磨镶嵌，这种工艺叫"金银平脱"。其剪镂的金箔、银箔、铜箔等金属图形饰片，就是剪纸的前身。

2021年在三星堆遗址祭祀区发掘中，在5号祭祀坑中发现了一张看似飞鸟形象的金箔造型，文物工作者命名为"鸟型金箔饰片"。但是从形体结构看，有的学者认为她具备了人的形象，从衣饰和姿态上看像是巫女祈求神灵保佑、祭拜神灵的巫术活动的形象（图1-3）。但不论是"鸟型金箔饰片"，还是"巫女神像"，

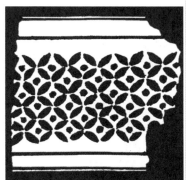

图1-1　象牙筒（新石器时代）

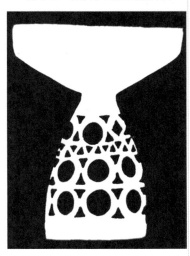

图1-2　陶豆（新石器时代）

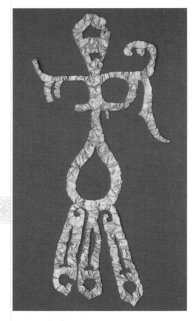

图 1-3　巫女神像

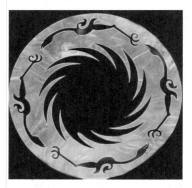

图 1-4　太阳神鸟（商代晚期）

都像极了一幅剪纸作品。

2001 年出土于四川成都金沙遗址的一张太阳神鸟金饰，属商代晚期作品。该器物生动地再现了远古人类"金乌负日"的神话传说故事。它呈一圆环形状，金饰上有复杂的镂空图案，分内外两层：内层为周围等距分布有 12 条旋转的齿状光芒；外层图案围绕着内层图案，由 4 只逆时针方向飞行的鸟组成，4 只鸟首足前后相接，同一方向飞行，与内层漩涡旋转方向相反（图 1-4）。作品构思巧妙，线条简练流畅，纹图组合简洁完美，极富韵律，动感十足，不仅富有极强的视觉冲击力，而且寓意丰富，给人以极大的想象空间和浓烈的艺术感染。整个图案似一幅现代剪纸作品，可以看出，在商代剪纸所需要的技法、语言、形式等要素都具备并且达到了很高的水平。

《史记》中的"剪桐封弟"记述了西周初期成王用梧桐叶剪"玉圭"形状信物赐其弟，封姬虞到唐国去做诸侯。陕西民谣"汉妃抱娃窗前耍，巧剪梧桐照窗纱"，也说明了周至汉剪叶活动的现象在宫廷或民间普遍存在，具备剪纸艺术的雏形。至于真正意义上的剪纸，是经东汉蔡伦改进造纸术后，随纸张的书写广泛运用而慢慢发展和普及开来的。

1959 年新疆高昌故址（即阿斯塔那古墓群）陆续出土了南北朝（386—581 年）的《对猴》《对马》等团花剪纸（图 1-5，图 1-6）。《对猴》剪出了 16 只猴子，分成 8 对围成一个圆圈。每对猴子相背而立，又回头相对而视，一只前爪相连，另一前爪高举，神态生动富有变化，是早期剪纸的代表性作品。经科学鉴定，系植物纤维制品。这可能是截至目前发现的最早的剪纸作品。

唐宋造纸技术进一步发展，造纸原料从麻、桑扩大到竹、麦

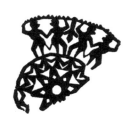

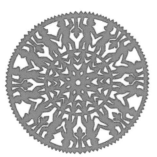

图 1-5　对猴

茎、稻秆等，产地从黄河、长江、珠江流域向州邑和边远地区发展，产量不断增多，生产成本进一步降低，纸在民间的使用逐渐得到普及。民俗剪纸先在经济文化比较发达的地区慢慢发展起来，剪纸逐渐发展成为独立的民间艺术门类。剪纸制品除面饰、挂笺（图1-7）、灯花、刺绣等花样外，街头还出现了艺人竞技和专门经营剪纸花样的店铺。

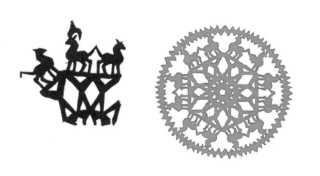

图1-6　对马

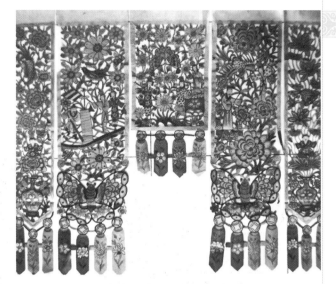

图1-7　窗裙（明代，山东）

清朝是中国历史上最后一个封建王朝，维持着"男耕女织"的典型社会经济形态，将民俗剪纸的实用性推向四面八方，剪纸艺术技法日愈成熟，题材、元素、形式、主题更加丰富多彩，谐音和象征寓意的表现更加丰富全面，发展到"有图必有意，有意必吉祥"的境地，民间剪纸进入鼎盛时期。

窗花、门笺、灯花、喜花、墙花、顶棚花、炕围花、刺绣花样……一应俱全，生动全面地再现了人们日常生产生活的状况。

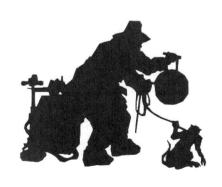

图1-8　陈志农剪纸

20世纪初中国一些先进知识分子发起的"五四"新文化运动中，在蔡元培、鲁迅、刘半农、周作人等的倡导下，建立了中国民俗学的雏形。艺术家陈志农在北京开始了民间剪纸的研究与创作，他用速写和剪影的形式描绘了老北京大量的风俗民情，如串街小贩、作坊工匠、食摊茶挑、集市庙会、市井闲人等（图1-8）。

1942年，毛泽东同志发表了著名的《在

延安文艺座谈会上的讲话》，指出"文艺为工农兵服务"的文艺方针。此后，鲁迅艺术文学院（1943 年更名为"鲁迅文艺学院"）的艺术家陈叔亮、张仃、力群、古元、夏风等人开始学习当地具有深厚群众基础的民间剪纸，对民间剪纸进行了搜集、发掘、整理和研究，并创作出一大批反映边区人民生产、生活、战斗的新剪纸（图1-9）。它推动了群众性剪纸的创作和发展，使传统的民间剪纸发生了革命性的变化。可以说，延安的剪纸开创了中国剪纸的新纪元。

中华人民共和国成立后，特别是改革开放以来，党和国家关于文学艺术发展的基本方针——"双百"方针，即"百花齐放，百家争鸣"激发了广大民间艺人和文艺工作者的创作活力，促进了不同地域、不同流派、不同民族剪纸文化的交流和融合，相互借鉴，取长补短，推动了传统剪纸艺术文化的传承和创新（图1-10）。今天，国家把剪纸作为弘扬优秀传统文化的重要内容，将极大地推动剪纸艺术文化的发展与繁荣。

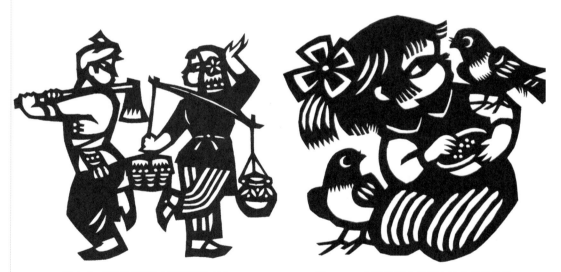

图1-9 《兄妹开荒》（赵玉亮作品）　　　　图1-10 京派剪纸艺术家申沛农剪纸作品

综观中国剪纸的发展历程，主要有以下特点：①剪纸是一门历史悠久且具有广泛群众基础的古老的民间艺术，是上自白发老奶奶、下至髫发稚子都乐于参与的民俗和艺术活动。②剪纸是一门欢乐祥和的喜庆艺术，题材、主题和内容大多吉祥、美满、如意、和谐、向上，歌颂生产生活中的美好事物或寄予对未来美好生活的憧憬（图1-11）。③作为民间艺术的剪纸，艺术风格的地域特点十分明显。如，陕西窗花风格粗朴豪放，河北和山东剪纸秀美艳丽，宜兴剪纸华丽工整，南通剪纸秀丽玲珑，等等。

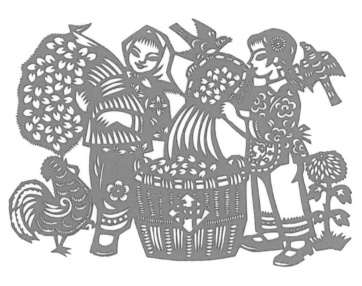

图 1-11　《收稻谷》（谢志成作品）

【复习思考题】

从中国剪纸的起源和发展历程看，剪纸有何特点？

第二章　剪纸的概念

一、什么叫剪纸

剪纸，顾名思义，就是在纸上的镂空艺术，即在纸上进行剪（图 2-1）、雕、镂、剔刻，形成玲珑剔透的图形或影廓效果的艺术。也可以采用撕（图 2-2）和烫烧等手法将纸剪刻成各种各样的镂空图案。因此，也叫"镂花艺术"。

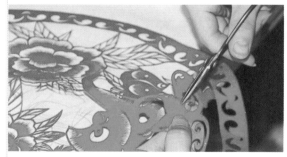

图 2-1　剪纸手法——剪

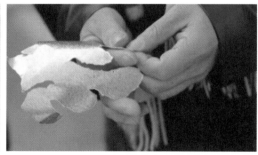

图 2-2　剪纸手法——撕

剪纸作为镂空艺术，镂空技法分为阳刻和阴刻两种方式。

1. 阳刻（剪）

所谓阳刻剪纸，就是把图案轮廓线以外的部分剪掉，保留图案原有的点线，也叫"留线去面"，形成"晶莹剔透"的艺术效果（图 2-3）。"线线相连""千刻不落，万剪不断"是剪纸在阳刻技法运用中重要的特征和要求。为了防止在剪刻过程中出现支离破碎，拿起来不散乱，在剪纸构图上均需连接。剪纸的这一特征既要保留原稿图像的轮廓线，也要保证形式上的精巧细致和结

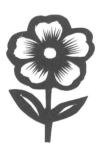

图 2-3　阳刻

构形象间连接的要求，因而促成剪纸画面具有紧凑感和完整性，这样就形成了阳刻剪纸"线线相连""千刻不落，万剪不断"的艺术特色。阳刻具有变化多端的线条语言——弧线、直线、转折线和线条本身的收缩、膨胀、分叉、变化，使剪纸内部线条形成独特的韵律美和装饰美，达到"透"的艺术效果（图2-4）。

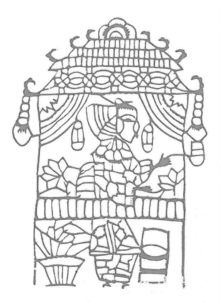

图2-4 《水滴记》
（广东·新寨婶作品）

2. 阴刻（阴剪）

阴刻剪纸与阳刻正好相反，阴刻剪纸的特点就是刻去原稿图像的轮廓线，保留轮廓线以外的部分。一般就是线线不一定要连，可以相断，也叫"留面去线"（图2-5、图2-6）。运用阴刻的手法表现的作品，一般都会呈现出调子厚重、敦实、深沉，能造成强烈的黑白对比的视觉效果。如李

图2-5 阴刻　　图2-6 剪影

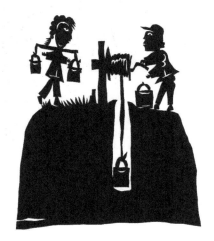

图2-7 李滔剪纸作品1

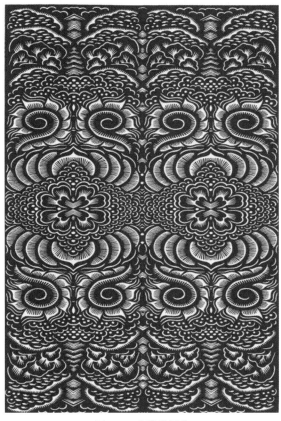

图2-8 李逸泠团花

滔剪纸（图 2-7）和李逸泠团花剪纸作品（图 2-8）。

实际运用时，完全采用阴刻或阳刻均不多见，很多优秀剪纸作品和民间剪纸艺术家多是兼容并蓄，融会贯通，不是阳刻中有阴刻，就是阴刻中套用阳刻，根据不同情况和需要灵活处理，达到虚实分明、厚重中有细致精巧，晶莹剔透中又不乏深沉敦厚的反差对比。如《童趣四季》（图 2-9）、《苗家幺妹要出嫁》（图 2-10）和《侗族大歌》（图 2-11）等。

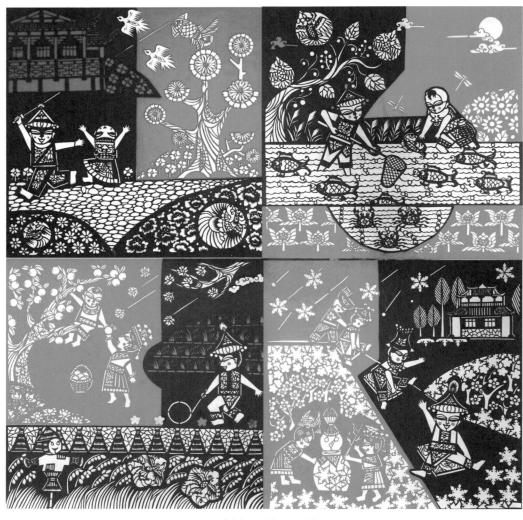

图 2-9 《童趣四季》(许瑞芬作品)

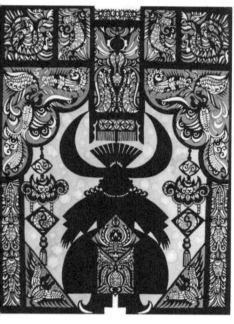

图 2-10 《苗家幺妹要出嫁》(王少丰作品)

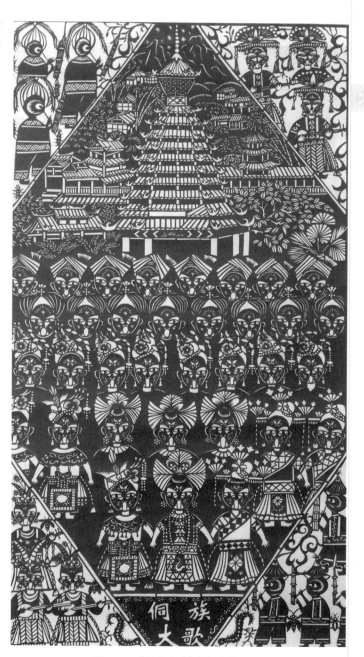

图 2-11 《侗族大歌》(许瑞芬作品)

二、剪纸的特点

剪纸艺术的特点是由剪纸的工具和材料决定的。剪纸的工具主要有剪刀和刻刀，它们是图案造型和剪纸语言塑造的工具；材料就是纸张，它是造型和语言刻画的载体，刀通过刻和剪在纸上产生更加精细入微的刀痕之美。

单纯、洗练、明快、夸张、变形、装饰性强是剪纸艺术的主要特点。这些特点，将从构图、造型、色彩、装饰等诸多方面体现出来。

剪纸作为镂空艺术，具有黑白分明、对比强烈、反差较大、单纯细致的特点。有的剪纸不过寥寥数刀，就能刻画出栩栩如生的景物，手法简洁、洗练，恰到好处，让人感到妙不可言、美不胜收。如李滔剪纸（图2-12）。

剪纸艺术家在创作时为了能更好地表现心目中的形象，往往会使用夸张、变形的手法来突出特征、强化表现（图2-13）。如大象一般大的肥猪，一人搂不过来的鲤鱼，两个人抬不动的瓜，像孩子一样高的母鸡，拳头大小的葡萄，盘子似的梅花，胖墩墩的娃娃，头大身小的老虎（图2-14），以及长眉大眼的人物，比比皆是，不胜枚举。正如民间剪纸艺术家生动总结的那样："十斤狮子九斤头，一根尾巴竖后头。"这些都形象地说明了剪纸具有夸张变形的特点。

剪纸也是装饰艺术，给人以美的艺术享受和体验。装饰艺术属于理想化创

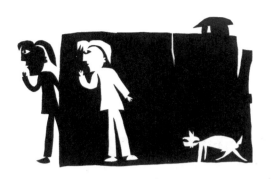

图2-12　李滔剪纸作品2

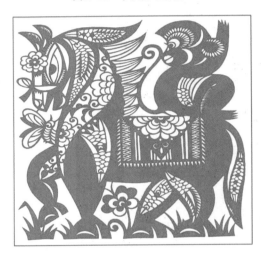

图2-13　《马上封侯》（王少丰作品）

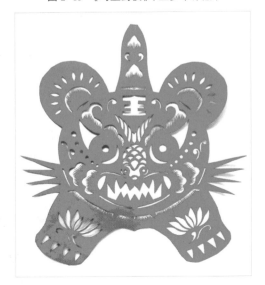

图2-14　《虎威》（许瑞芬作品）

作，而理想化创作的基本特征是表现理想中的真实和情趣，带有浓厚想象和浪漫色彩，很多时候是借助剪纸来表达思想和抒发情感，或寄寓对美的追求，而不是现实生活中真实的影像。

所以说剪纸具有构图单纯、造型简练、线条概括、夸张变形、黑白分明的艺术特点。

每种艺术都有自己的特点，没有独特的风格就构不成特定的艺术式样。正确认识和把握剪纸的特点，对初学者来说十分重要，否则很难创作出真正有特色的剪纸作品。

【复习思考题】

1. 什么是剪纸？剪纸艺术的特点是什么？

2. 什么是阴刻、阳刻？其特点是什么？

第三章　剪纸的艺术语言

任何一种艺术都是思想内涵的表达和抒发情感的媒介及手段，每种艺术形式都有自己的语言特征，艺术作品只有通过这种独特的艺术语言特征才能刻画、塑造出鲜明的艺术形象，搭起与受众交流沟通的桥梁。

一、剪纸语言与纹样

剪纸艺术来源于民间，是为满足民众生活中的精神文化需要而产生的一种艺术形式，体现出人类对艺术最基本、最原始、最朴素的审美观念和情感寄托。

千百年来，剪纸艺术家们通过不断的摸索和实践，总结出一系列由刀痕产生的特殊纹样，这些纹样既具有程式化的符号，又是美化形象的图样。常见的有锯齿纹、月牙纹、柳叶纹、花朵纹、水滴纹、祥云纹、鱼鳞纹和豆芽纹等种类繁多的符号，组成传统剪纸的基本要素即剪纸语言，这些纹样同样也分阳刻（图3-1）和阴刻（图3-2），若在一幅剪纸

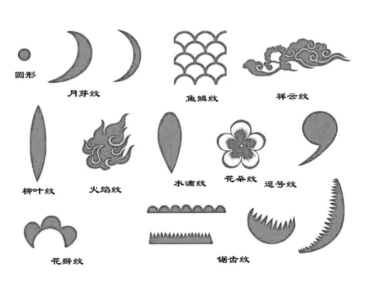

图3-1　剪纸阳刻纹样

作品中运用得当、搭配合理，剪纸的刀味和剪味就有了。

剪纸创作最常用的手段是剪、刻，还可以采取撕、烧等手法来完成剪纸形象的塑造。采用不同的手法和不同材质的纸张，会呈现出不同的质感和美感。

以手代刀撕扯而成的剪纸作品，线条有毛边，粗细不均匀和凹凸不齐的撕裂痕迹，加之纸张纤维约束、粗细不匀和拉力不同，会出现长短、刚柔多种绒毛感，形成一种不同韵味的剪纸（图3-3）。由于纸的颜色、肌理、质感、厚度不同，呈现的美感也不尽相同。有些纸张在制作过程中就做了肌理效果处理，而不同肌理的纸张通过镂空后呈现不同的纹理美和质感之美。还有的人用废弃的画报纸进行剪纸创作，并将画报纸上原有的颜色、图形与所剪物象巧妙结合，剪出的作品别有一番意味，这种剪纸给人一种浑然天成、妙趣横生的视觉美感。如张侯光的作品《帮妈妈洗衣裳》（图3-4）就是这样的一种艺术表达。

1. 锯齿纹

锯齿纹是一种排列整齐、形似锯齿的纹样，民间叫做丝、毛毛、狗牙。在植物剪纸上，用柔和的锯齿纹表现花蕊，用坚硬的

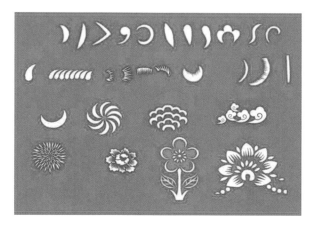

图3-2 剪纸阴刻纹样

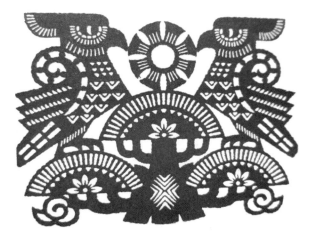

图3-3 《双鹰图》（撕纸，谢志成作品）

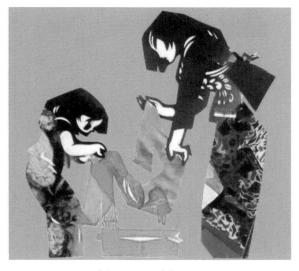

图3-4 《帮妈妈洗衣裳》（张侯光作品）

锯齿纹表现叶的脉络和茎的针刺；在动物剪纸上，用细密的锯齿纹表现柔软的皮毛，用刚健的锯齿纹表现硬实的鬃毛和鳞甲；在人物剪纸上，用跳动的锯齿纹表现活动的眉毛、飘洒的头发和冉冉的胡须，用修长而丰润的锯齿纹表现孩童胖嫩嫩的手足，就连服饰上的花边图案，劳动生产工具及日常生活用品、器具等也常用它来概括。所以锯齿纹成为概括力、适应性和运用最多的纹样之一。

只要熟练掌握锯齿纹的剪刻技巧和规律，利用它的大小、长短、曲直、粗细、疏密、刚柔、齐与不齐的变化和对比，结合不同物象的质感，就能恰好地表现出物象的特征。

2. 月牙纹

月牙纹的作用与锯齿纹相同，也是剪纸中运用非常多的纹样。它多是一种弯曲呈月牙状的图样，也有粗细、长短、曲直、疏密之分。月牙纹是剪纸上一种比较典型的语言符号，被广泛用来塑造形体、衣纹、花纹的装饰和调整黑白、表示运动感等方面。

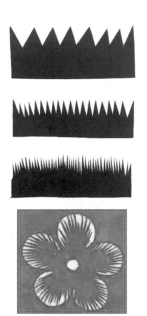

图 3-5　锯齿纹

图 3-6　月牙纹

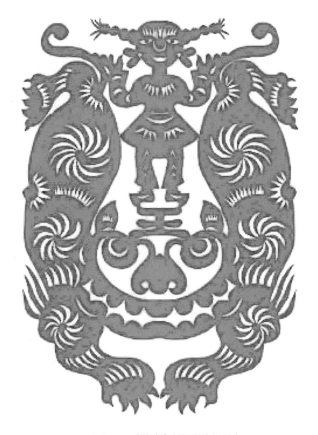

图 3-7　《伏虎》（程建礼作品）

在剪纸创作中，锯齿纹和月牙线条往往形影不离，不是以锯齿纹为主，就是以月牙纹为主，月牙纹中会套上锯齿纹，形成较强的剪纸味。一个小小的锯齿纹或月牙线条，也成为剪纸区别于绘画的主要特征。

3. 柳叶纹、水滴纹

柳叶形和水滴状剪纸符号也是剪纸作品的重要纹样和基本要素。柳叶形和水滴状纹样的制作可能和小圆孔剪纸符号的制作比较类似，但还是略有区别，柳叶形多了两个比较尖的末端，水滴形只多了一个比较尖的末端。剪纸创作中，很多的花朵造型就是由水滴纹和柳叶形纹样组成，如梅花的花瓣就可以用水滴纹套锯齿纹来表现，菊花的花瓣就可以用柳叶形纹样来组成（图3-8）等，而且整体的效果非常好。

图 3-8 菊花剪纸

4. 豆芽纹（逗号纹）

豆芽纹在剪纸创作中也是常用的基础符号之一，很多花草的藤蔓、花瓣的组成都有它的身影，在动物的刻画中也起着非常重要的装饰作用。它的形状主要为一个圆上有一个弯弯的尾巴，这个尾巴可长可短、可弯可直，因其与豆芽非常像，故叫豆芽纹（图3-9）。

图 3-9 豆芽纹

在剪刻以上这些元素和语言时，要求做到"四要素"，即：剪"圆"要达到圆如满月，饱满圆润；剪"尖"要如麦芒，尖而挺拔，如：锯齿纹；剪"方"形时，要如瓷砖，要横平竖直，整齐有力；剪"线"时，不论是剪刻直线还是曲线，都要排列有序，均匀精细。总的说就是要剪口整齐、均匀平滑，既不留缺茬，又不能剪过头，造成剪断的现象，这是我们剪刻时的基本要求。

二、常用剪纸语言的组合练习

如图 3-10、图 3-11 所示。

1. 熟练掌握锯齿纹的剪刻技法。

2. 熟练掌握月牙纹、水滴纹、柳叶纹和豆芽纹的剪刻技法。

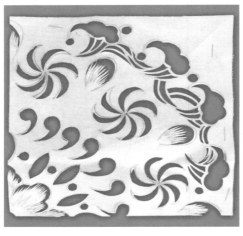

图 3-10　常用剪纸语言组合练习示例 1

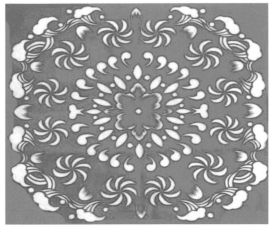

图 3-11　常用剪纸语言组合练习示例 2

【复习思考题】

1. 剪纸艺术中常用的语言和符号有哪些？分别用于表现什么形象？

2. 熟练掌握和运用剪纸艺术语言。

第四章 对称剪纸

剪纸艺术的载体是纸，而纸具有折叠的特性，可以进行很多次的折叠。这是纸作为镂空艺术区别于其他镂空艺术的最大特点。人们发现：当纸进行一次对折时就可以变成左右对称或上下对称的两部分；当以一个圆点为中心进行多次的折叠就可以做成三角对称、四角对称、五角对称、六角对称、八角对称和十六角对称等等；在折叠后的纸上进行剪刻，剪刻完成后，展开便是一个完整的可以达到万花筒般绚丽多彩的对称图案，不仅美不胜收，还有事半功倍的效果（图4-1）。它的特点是利用相同或相似的元素重复出现，形成连续不断的空间序列，产生一种韵律美和节奏美，让人感受次序、均衡、庄重、大方、整齐的和谐之美（图4-2）。比如要剪八角对称的剪纸作品，在折叠后的纸上，只需剪出所需造型的1/8或1/16，就可以呈现出完整图案。四方联和传统团花就是用纸折叠对称性熟练运用的典范，这是其他任何造型艺术都无法实现的。

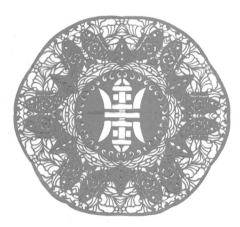

图 4-1 《鱼寿图》（许瑞芬作品）

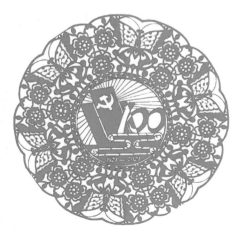

图 4-2 《蝶恋花》（许瑞芬作品）

一、左右（上下）对称剪刻技法

在折叠剪纸的创作方法中，最常见的是左右对称（图4-3至图4-6）。自然界中，很多物种都是左右对称，特别是动物基本都是左右对称的。

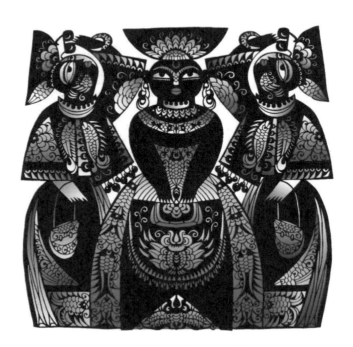

图4-3 《苗家丽人》（王少丰作品）

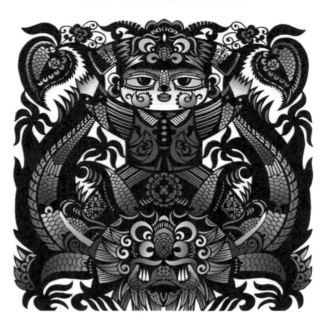

图4-4 《金龙献瑞》（王少丰作品）

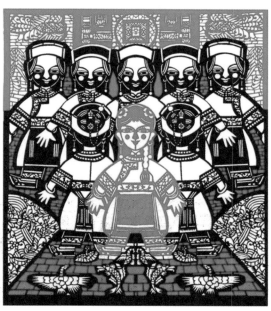

图 4-5 《大嬢嬢小嬢嬢》
（许瑞芬作品）

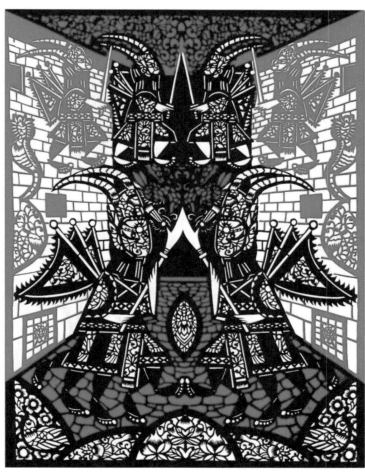

图 4-6 《戏剧活化石》
（许瑞芬作品）

什么叫左右对称呢?

一个平面图形沿着一条直线折叠后,直线两旁的部分能够互相重合,这条直线叫对称轴,这个图形就叫做轴对称图形。轴对称可以是左右对称也可以是上下对称。

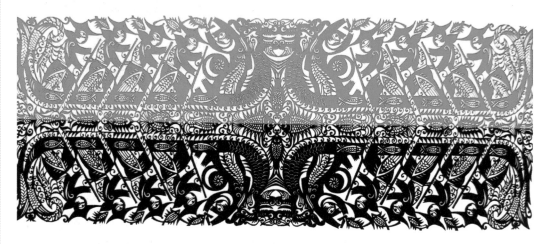

图 4-7 《龙舟节》(王少丰作品)

上下对称适合剪水中的倒影等,如《龙舟节》(图 4-7)。

其实,要完成一幅轴对称剪纸十分简单,只要将一张纸一折为二,然后随意剪出所想剪的图形,展开后就是一幅轴对称剪纸作品。如《蝴蝶》(图 4-8)。

1. 蝴蝶剪法

蝴蝶破茧而出是由丑到美的一种升华,象征自由、美丽。自古至今,蝴蝶以其身美、形美、色美、情美被人们欣赏、咏诵。人们把双

图 4-8 蝴蝶

飞的蝴蝶作为自由恋爱的象征,如同我国古代民间传说《梁山伯与祝英台》以最终化成蝴蝶的结局,从而表达了人们对自由爱情的向往与追求。

蝴蝶剪法与步骤如下:

第一步：取一张色纸，从中间对折一次，成为2层。注意区分纸的封口边和开口边，封口边就是轴对称的轴线。如图4-9所示。

第二步：画稿，画上蝴蝶（画对称剪纸图稿只需要画出中心线一侧的半个图稿）。注意蝴蝶大小翅膀形状的区别。如图4-10所示。

第三步：在蝴蝶的翅膀上用圆孔纹、锯齿纹和月牙纹等进行装饰并剪出来。如图4-11所示。

第四步：沿画线把蝴蝶外轮廓剪好后，展开即可。如图4-12所示。

自然界中蝴蝶的种类很多，形态各异，斑纹、色彩丰富。其翅膀的花纹可以自己发挥，运用所掌握的剪纸语言（圆孔纹、豆芽纹、花瓣纹、水滴纹等）进行点缀装饰即可。

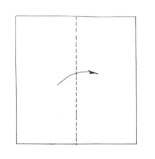
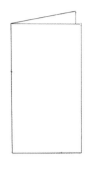

图4-9 蝴蝶剪法第一步

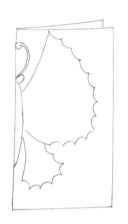
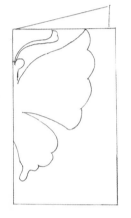

图4-10 蝴蝶剪法第二步

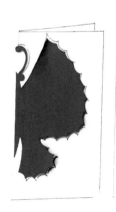
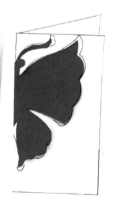
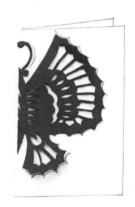
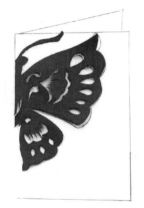

↑ 图4-11 蝴蝶剪法第三步

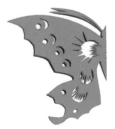
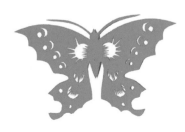

← 图4-12 蝴蝶剪法第四步

2. 四方连续剪法

双喜字是婚礼的特定符号，结婚时贴"囍"是中华传统的民间喜庆习俗。不论是娶媳妇还是嫁女儿，都少不了双喜字，它寄托着新人对未来生活的美好愿望，期盼夫妻和美、比翼齐飞、幸福美满。

（1）"囍"字剪法　生活中最常见的轴对称剪纸就是在新房里看到的双喜字。只需把纸按着一个方向连续对边折两次形成四层，将封口的一边做对称轴，也就是喜字的中间的竖线；再把喜字的笔画剪出，展开后即可。如图4-13所示。

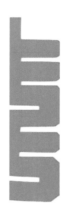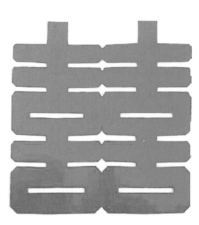

图 4-13　"囍"字剪纸

小贴士

"囍"字剪法要领

1. 竖线对齐、垂直。

2. 两个"口"字对齐，横划粗细保持一致。

3. 折叠纸的两个长边是喜字笔画的连接点，不能剪断或剪开。

（2）蝴蝶剪纸练习　折叠方法同上，剪出蝴蝶外形即可（图4-14）。

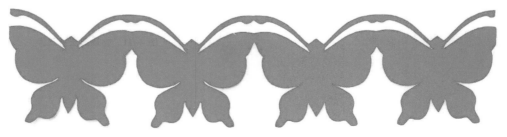

图 4-14　蝴蝶剪纸

（3）娃娃剪法　我们人类也是左右对称的，所以剪人物时，只需剪出一半即可。步骤如下：

第一步：同样把纸张按一个方向连续对边折两次，将封口的一边做对称轴，也就是娃娃的鼻梁所在的位置。

第二步：在折叠好的纸上画上娃娃。注意：娃娃的鼻梁要画在对称轴上，娃娃眼睛要与脸庞相连接，嘴巴要有一根线条与下巴相连接，手掌要与纸张的另一个边沿相连接，剪时作为连接点不能剪断。如图 4-15 所示。

第三步：用剪刀沿画线剪出，头发可用锯齿纹刻画，注意连接点。如图 4-16 所示。

剪好后展开即可（图 4-17）。

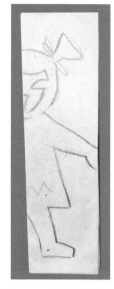 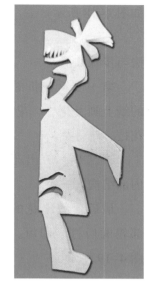

图 4-15　娃娃剪法第一步　　图 4-16　娃娃剪法第二步

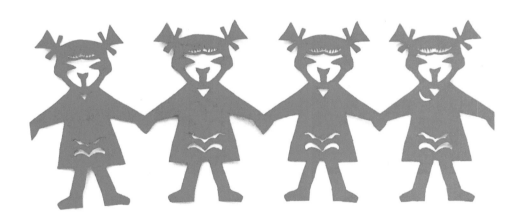

图 4-17　娃娃剪纸

剪刻顺序：先内后外，先小后大，先细后粗。

（4）花草阴刻　剪法与步骤如下：

第一步：将纸折叠好，纸封口的一边做对称轴，也就是花心的位置。

第二步：在对称轴的上半部分画上半圆作为花心，围绕花心画上柳叶形纹样作为花瓣。

第三步：在对称轴的下半部分画上花枝、叶片。

第四步：沿着所画图形用剪刀镂空即可。如图4-18所示。

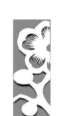

图4-18　花草阴刻

（5）梅花阳刻　剪法与步骤如下：

第一步：在折叠好的纸上画上花心、花瓣、花枝、花骨朵。

第二步：剪出花的内部结构。

最后，剪出花的外部轮廓后打开即可。如图4-19所示。

图4-19　梅花阳刻

（6）花草阴阳组合剪法　如图4-20所示。

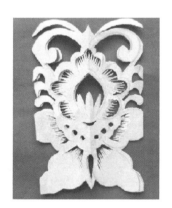
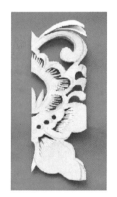

图4-20　花草剪纸

3. 蝶舞双喜剪法

剪法与步骤如下：

第一步：将方形纸从中间对边折一次，在封口对称轴的中间画上一喜字，喜字的大小只占整个面积的1/2，四周把蝴蝶的大小翅膀和触角画出来。如图4-21所示。

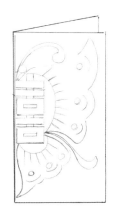

第二步：在蝴蝶的翅膀上面画上装饰纹样（用圆孔纹、月牙纹、锯齿纹处理）。为了防止层数多的情况下出现错位、变形等情况，造成剪出的作品走样，在画好画稿后，可以用订书机把画稿周围或空白处进行固定。如图4-22所示。

第三步：沿画稿剪出即可，注意连接部分的处理。如图4-23所示。

图4-21　蝶舞双喜剪法第一步

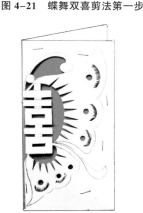

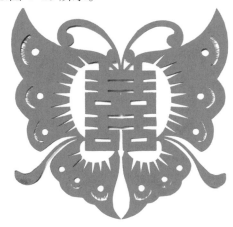

图4-22　蝶舞双喜剪法第二步

图4-23　蝶舞双喜剪纸

4. 鱼剪法

鱼在民间剪纸题材中运用很广，取谐音"金玉（鱼）满堂""连（莲）年有余（鱼）"，寓意年年有好收成，期盼美满富足的生活。

（1）金鱼剪法　金鱼从嘴到尾巴也是左右对称的，所以我们只需剪出金鱼的半边即可。步骤如下：

第一步：将纸张对边折一次，在折叠好的纸上画上金鱼，注意嘴到尾巴中间点的位置。可以把金鱼的身体看成是一个半圆，画上圆形的嘴，旁边画上圆形的眼睛，两个鱼鳍是不规则的伞形。

第二步：用锯齿纹剪出鱼头上的绒球；用波浪纹、月牙纹等纹样装饰并剪出。

第三步：用剪刀沿画线剪出外形即可。如图 4-26 所示。

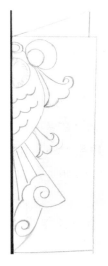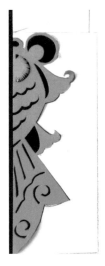

图 4-24　金鱼剪法第一步　　图 4-25　金鱼剪法第二步　　　图 4-26　金鱼剪纸

（2）莲花鱼剪法　首先，我们看到剪纸莲花鱼是上下对称的，因此第一步是把纸对边折叠一次后，对称轴（封口的边）要在下面。

第二步：在封口的边画上半圆及三角形作为鱼的身体和尾部，同时在鱼的身上用曲线画上鱼鳍，莲花的花瓣、鱼眼等部位（图 4-27）。

第三步：用锯齿纹、豆芽纹和曲线、圆孔等纹样进行点缀（图 4-27）。

第四步：沿画好的画稿剪刻出，打开即可。如图 4-28 所示。

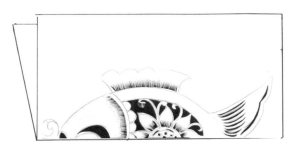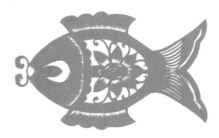

图 4-27　莲花鱼剪法第二步和第三步　　　　　图 4-28　莲花鱼剪纸

5. 龙虾剪法

龙虾的身躯弯弯的，却顺畅自如，像竹节一样，一节比一节高，在传统文化中象征遇事圆满顺畅、节节高升等等。因此龙虾也是传统剪纸经常表现的内容之一（图 4-29）。

龙虾从嘴到尾巴也是左右对称的，所以只需剪出龙虾的半边即可。其剪法与步骤如图 4-30 所示。

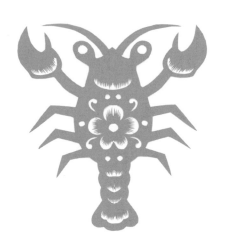

图 4-29 龙虾剪纸

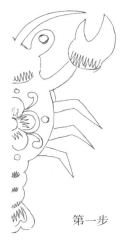

第一步

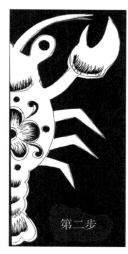

第二步

图 4-30 龙虾剪法

6. 娃娃剪法

中国民间向来重视孩子的健康与平安，孩子是家庭和社会的未来与希望，也是传统剪纸经常表现的内容之一。如《王祥卧冰》《童子闹春》《抓髻娃娃》等等，都是以小孩为主要内容的题材。剪纸在表现娃娃憨态可掬的可爱形象时，往往采用夸张变形的手法进行刻画，如头可以夸大、突出，腰和颈有时可以不剪等等。人类也是左右对称的，因此在剪娃娃时剪半边即可（图 4-31）。步骤如下：

第一步：在折叠好的纸上画半边娃娃。头与头发基本上可以看做是个半圆，画好半圆后，再把头发的弧线画出来；眼睛是柳叶形，一端要与脸庞相连，眼睫毛可用锯齿纹表现，嘴唇要有一根线与下巴相连；脸也是半圆，身体和手臂先后画出，头上装饰花朵纹、豆芽纹和水滴纹等。

图 4-31 娃娃剪纸

第二步：沿画线剪出，注意嘴和眼睛等的连接位置。

7. 娃娃与花草组合剪法

剪法与步骤同上，如图 4-32、图 4-33 所示。

第一步

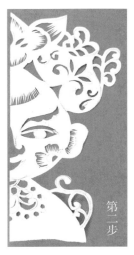

第二步

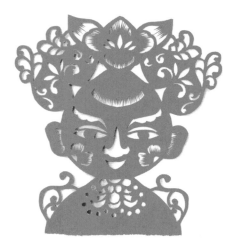

图 4-32　娃娃与花草组合剪法　　　　　　　　　图 4-33　娃娃与花草剪纸

8. 龙头剪法

龙，象征着一种精神，是中华民族的精神图腾。作为中国人独特的一种文化的凝聚与积淀，自古至今，龙的影响延伸到中国文化的多个领域，并深深融入了中国人的生活之中。

龙头的剪刻技法同上，如图 4-34、图 4-35 所示。

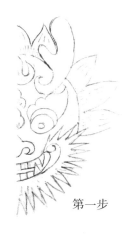

第一步

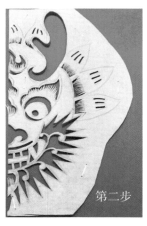

第二步

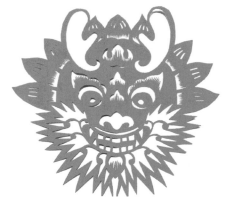

图 4-34　龙头剪法　　　　　　　　　　　图 4-35　龙头剪纸

9. 小鸭嬉水剪法（上下对称）

"甲"与"鸭"谐音。"鸭"寓意科举之甲也。民间艺术中，常描绘鸭子游弋水上，旁配芦苇或蟹钳芦苇，寓意中举。民俗也有对出远门的行人赠送鸭子或螃蟹者，祈祷前程远大也。

剪纸"小鸭嬉水"是采用上下对称的手法，表现小鸭在水面上游弋及水中的倒影。这张剪纸的对称轴就是水的水平面，我们需要把完整的小鸭及水纹完整的画出来，然后按剪纸的语言进行装饰和技法剪刻，注意对称轴需要连接，不能剪断。如图4-36、图4-37所示。

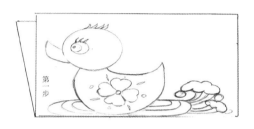

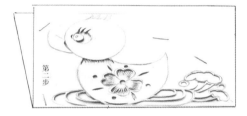

图4-36　小鸭嬉水剪法　　　　　　　　　　图4-37　小鸭嬉水剪纸

10. 热带鱼剪法

剪法与步骤同上，如图4-38、图4-39所示。

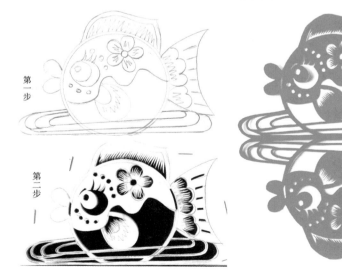

图4-38　热带鱼剪法　　　　　　　　　　图4-39　热带鱼剪纸

11. 小老虎剪法

在民间文化中，老虎寓意着吉祥。东汉应劭辑录的《风俗通义》记载："虎者，阳物，百兽之长也。能执搏挫锐，噬食鬼魅。"这表明，至少在汉代，老虎就被视为阳的象征，可以驱邪。颇有古风的人家，往往会在厅堂间悬挂猛虎下山图，以此来为宅院辟邪。虎的美好寓意在民俗活动中也多有体现。如古代过端午节，要在小孩的额头上用雄黄粉画一个象征老虎的"王"字。黄河流域一带的民间，一直有给儿童穿虎头鞋、戴虎头帽的习俗，也是希望孩子平平安安、百无禁忌，长得像小老虎一样虎头虎脑、虎虎有生气。

老虎的形象从正面看也是左右对称，我们可以用折叠法进行剪刻，如图4-40、图4-41所示。

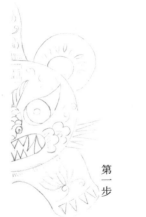

图4-40　小老虎剪法

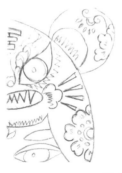

图4-41　虎威剪纸

12. 虎娃剪纸

如图4-42、图4-43所示。

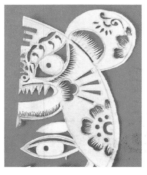

图4-42　虎娃剪法

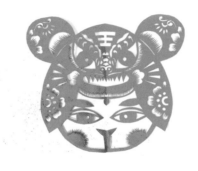

图4-43　虎娃剪纸

13. 蝙蝠剪法

中国文化习俗中，蝙蝠省称"蝠"，因"蝠"与"福"谐音，人们以蝠表示福气、福禄寿喜等祥瑞。蝙蝠也是左右对称，所以剪法与步骤同上，如图4-44所示。

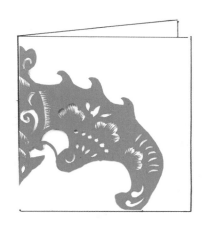

图 4-44　蝙蝠剪纸

小贴士

左右对称技法要领

1. 左右对称是通过对纸进行同方向折叠形成轴对称的剪法，适合左右和上下对称的物象，一般只剪物象的一半，达到事半功倍的效果。

2. 折叠好的纸封口的一边基本就是对称轴，是剪纸的重要连接位置，不能剪断。

3. 在开始剪刻之前应该考虑到剪成后的展开效果。若剪半圆，展开就会成整圆；若剪一条斜线，展开就会出现一条折线。因此，要多练习才能做到心中有数。

4. 剪纸时要注意连接点，不要盲目地把连线都剪断，致使左右分离，图形零乱。

5. 对称折叠剪不适合两边不对称的物象和有左右区别的文字图案。

二、三角对称剪刻技法

中心对称剪法是剪纸艺术中常见的一种剪法。当一个平面以一个中心点为轴心，进行三次折叠，形成三等分，每个等分的三角形都是60°，就可以做成三角对称的图形。具体折叠技法（图4-45）：①将一张正方形纸对角折叠，形成一个等腰三角形，再对折一次，在底边找出中心点后展开，恢复第一次折叠的三角形状态；②然后以三角形底边中心点为轴心，将三角形折叠成三等分，使每个等分的夹角都是60°。

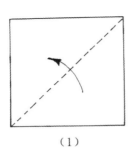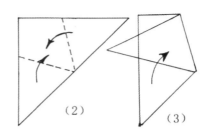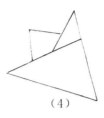

（1） （2） （3） （4）

图 4-45　三角对称折叠法

在折好的纸面上画上要剪的花草、动物图样（画的图形不能超过折叠三角形的最低点或由最低点形成的边线），然后用剪刀沿着画线剪下来，打开后即可。

1. 蝶恋花剪法

"蝶恋花"图案现在被运用于很多剪刻，描述的是一只蝴蝶依依不舍地依附在牡丹花上，蝴蝶代表美好的事物，牡丹花则象征着富贵、追求，两者在一起表达出美好的寓意。

蝶恋花剪法与步骤如下：

第一步：拿一张正方形的色纸，按三角对称的折叠法将纸折叠成三角形。

第二步：沿着三角形的封口斜边画上蝴蝶的一半；在三角形的中心对称角画花瓣，花瓣要与蝴蝶翅膀及三角形的另一个斜边相连。

第三步：用锯齿纹、月牙纹和圆孔纹等纹样进行装饰。

最后，沿画线剪出即可。如图 4-46、图 4-47 所示。

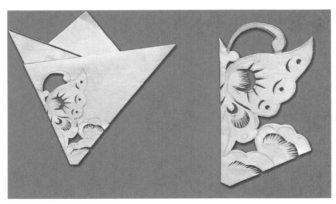

图 4-46　蝶恋花剪法　　　　　　　　　　图 4-47　蝶恋花剪纸

小贴士

封口边沿勿剪断

在剪折叠剪纸时，要注意边沿的连接。折叠好形状的边沿有开口和封口之分，如果是封口的边沿就要处理成连接，不能剪断，这样才能保证我们所剪的剪纸在打开后不会支离破碎，形成我们所需要的完整图案。

2. 荷花与蜻蜓组合剪法

荷花的"荷"字与"和"同音，因此有和气、和顺、和睦的意思，同时也是美好爱情的象征。周敦颐《爱莲说》中将荷花塑造为"出淤泥而不染的君子"形象。而蜻蜓又是和谐、吉祥、好运的象征。

荷花与蜻蜓组合的剪法与步骤同上，如图 4-48、图 4-49 所示。

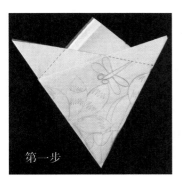
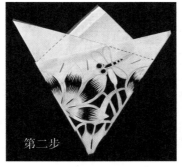

图 4-48　荷花与蜻蜓组合剪法　　　　　　　图 4-49　荷花与蜻蜓组合剪纸

3. 三角娃娃剪法

剪法步骤如下：

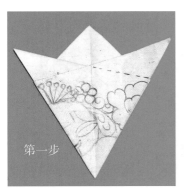
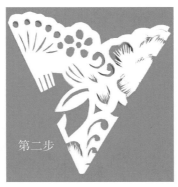

第一步：按三角对称的折叠法将纸折叠成三角形，沿着三角形画上娃娃的一半（画法与两角对称一样）。

第二步：沿三角形的中心对称角画花瓣和豆芽纹，与三角形另一个斜边相连。

第三步：用锯齿纹、月

图 4-50　三角娃娃剪法

牙纹和圆孔纹等纹样对娃娃的头发进行装饰。

最后，沿画线剪出即可。如图 4-50、图 4-51 所示。

4. 福娃剪法

剪法与步骤同上，如图 4-52、图 4-53 所示。

5. 花开富贵剪法练习

牡丹花是富贵花，是中国特有的花卉之一，被誉为"花中之王"。牡丹雍容大度，花开富贵，是吉祥富贵的象征。

图 4-51　三角娃娃剪纸

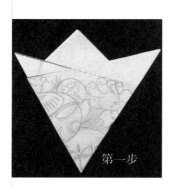

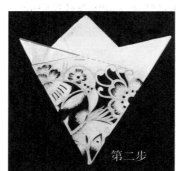

图 4-52　福娃剪法

图 4-53　福娃剪纸

我们利用三角对称的折叠法，在封口的顶角画上牡丹花的花瓣，周围用五瓣花和藤蔓进行点缀；画好后，用剪纸的技法和语言剪出即可，注意封口的斜边和半封口的斜边要处理成连接。如图 4-54、图 4-55 所示。

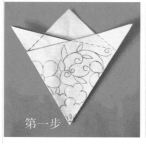

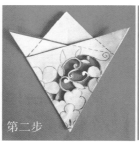

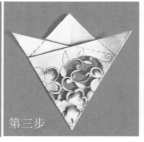

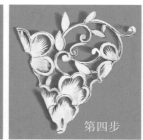

图 4-54　花开富贵剪法

图 4-55　花开富贵剪纸

6. 三羊开泰剪法练习

羊象征的是温和、和平、善良的性格。"羊"与"阳"同音，指冬去春来，阴消阳长，也是安泰、祥和的吉利之象征。

剪法和步骤如图 4-56、图 4-57 所示。

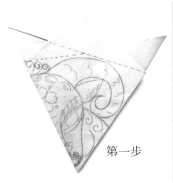
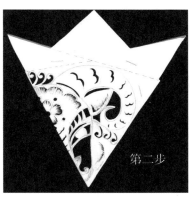
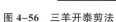
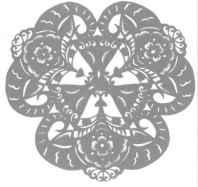

图 4-56　三羊开泰剪法

图 4-57　三羊开泰剪纸

三、四角对称剪刻技法

四角对称剪法也是剪纸艺术常见的一种剪法（图 4-58、图 4-59）。

四角对称折叠法（图 4-60）：①将一张正方形的纸对边折叠，折叠时要求边沿要对整齐；②在此基础上，不同方向再对边折叠一次，使之成为小的正方形；③在

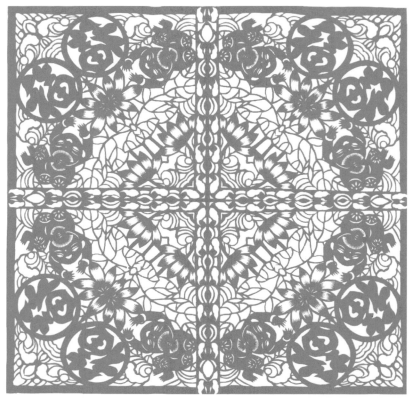

图 4-58 《福娃戏荷》
（许瑞芬作品）

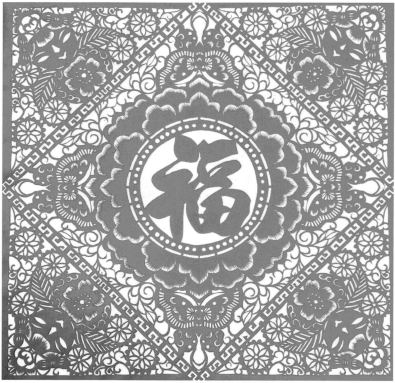

图 4-59 《福娃》
（许瑞芬作品）

小的正方形上再对角折叠一次，形成一个更小的三角形。

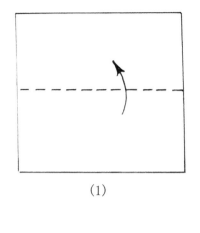

（1）

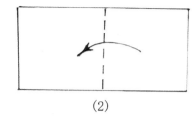

（2）

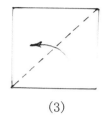

（3）

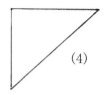

（4）

图 4-60　四角对称折叠法

在折好的小三角形纸上面画上花草、动物等图样，在剪之前为了防止剪的过程中发生走样变形，在纸的周围空白处进行固定，然后用剪刀沿着画线剪出后，打开即可。

1. 抓鸡娃娃外轮廓剪法练习

剪法步骤如下：

第一步：按四角对称的折叠法将纸折叠成三角形。

第二步：沿着三角形画上抓鸡娃娃。

第三步：沿着画好的图形剪刻出抓鸡娃娃的外轮廓（注意中心点的顶点和封口的边要连接，不能完全剪断），展开即可。如图4-61所示。

图 4-61　抓鸡娃娃剪纸

2. 阴刻剪法

用锯齿纹、豆芽纹、圆孔纹和月牙纹等等纹样剪刻出四角对称团花，如剪纸《山花》（图4-62、图4-63）所示。

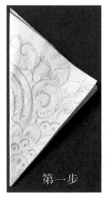
第一步

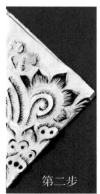
第二步

图 4-62　阴刻剪法

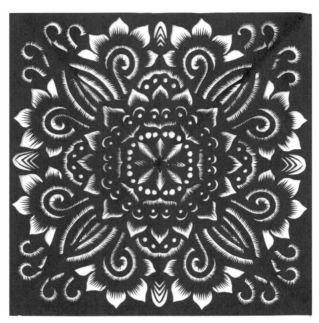

图 4-63 《山花》（许瑞芬作品）

3. 寿字剪法

"寿"即长命，活得长久。"寿"与"福"相辅相成，长寿就是大福分。我国民间对长寿的追求始终不渝，一直存在"五福以寿为重"的观念，并把祈寿的观念贯穿于传统文化的方方面面。民间常见"福寿双全""五福捧寿"等祈寿装饰题材，可见"寿"是能与"福"相提并论的吉祥文字。

寿字不但是左右对称，还是上下对称。只需把纸以不同方向折叠两次，（按四角对称的折叠法）形成小的正方形，用笔把要剪的寿字画在小的正方形纸上（注意：按上下对称轴和左右对称轴处理），层数较多要用订书机进行固定，再进行剪刻，展开即可。如图 4-64 所示。

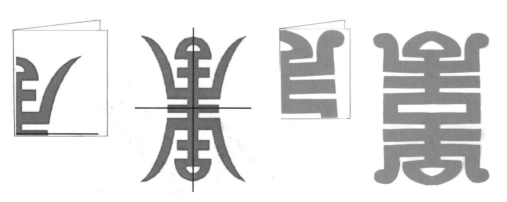

图 4-64 寿字剪法

038

4. 蝶恋花剪法

蝴蝶代表美好的事物，牡丹花则象征着富贵、追求，两者在一起表达出美好的寓意。

剪法与步骤如下：

第一步：按四角对称的折叠法将纸折叠成三角形。

第二步：在三角形中心对称点画上牡丹花的花瓣，花瓣的边沿要与三角形的半封口斜边相连接，封口的顶点为连接点。

第三步：在花瓣上画上半边蝴蝶，三角形的封口边为蝴蝶的对称轴。蝴蝶的触角要与花瓣连接，翅膀要与三角形的半封口斜边相连。

第四步：用锯齿纹、花瓣纹、圆孔纹和月牙纹进行装饰。

第五步：沿着画好的图形剪出展开即可。如图 4-65、图 4-66 所示。

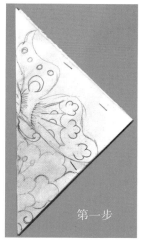
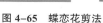
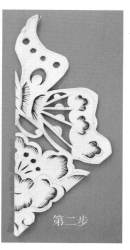

图 4-65　蝶恋花剪法

图 4-66　蝶恋花剪纸

5. 飞鸟剪法

重点：要掌握好祥云纹阳剪的方法，要求剪出的线条宽窄一致，自然流畅、均匀顺滑。

剪法和步骤同上，如图 4-67、图 4-68 所示。

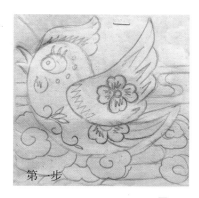
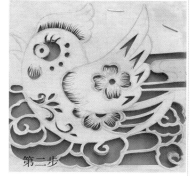

图 4-67　飞鸟剪法

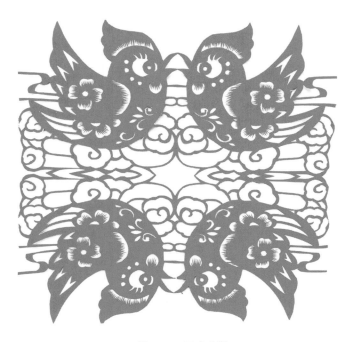

图 4-68　飞鸟剪纸

6. 小飞兔剪法

要求：云朵用阴剪的手法剪出。

剪法和步骤同上，如图 4-69 所示。

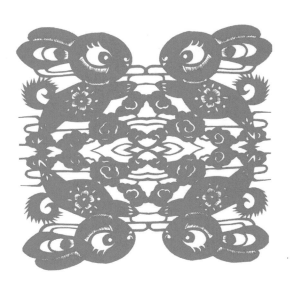

图 4-69　小飞兔剪纸

7. 年年有鱼与文字剪法

重点：掌握文字及水波纹的技法。文字采用阴刻的手法；水波纹要用阳剪的手法，要求剪出的曲线宽窄一致、自然流畅、均匀顺滑。

剪法和步骤同上，如图4-70、图4-71所示。

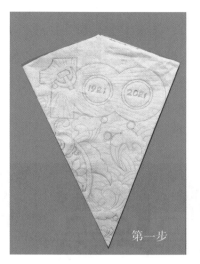
第一步

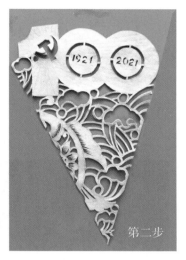
第二步

图 4-70　年年有鱼与文字剪法

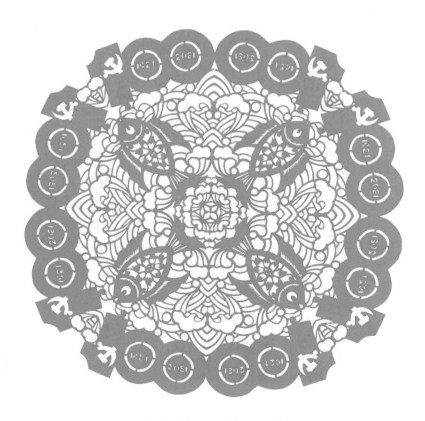

图 4-71　《生活有余》（许瑞芬作品）

8. 抗疫剪纸

庚子伊始，一场发端于武汉的新型冠状病毒肺炎疫情肆虐全国，牵动着党中央和全国人民的心。生命重于泰山，疫情就是命令。一方有难，八方支援，医护人员紧急驰援疫情中心，舍己救人奋战在一线，用血肉筑成一道新的长城，谱写出大量可歌可泣、感天动地的生命赞歌。剪纸作品《不除冠毒终不还》（图4-72）、《庚子补天人》（图4-73）对此进行了形象的展示。

《无处遁形》剪纸练习，如图4-74所示。

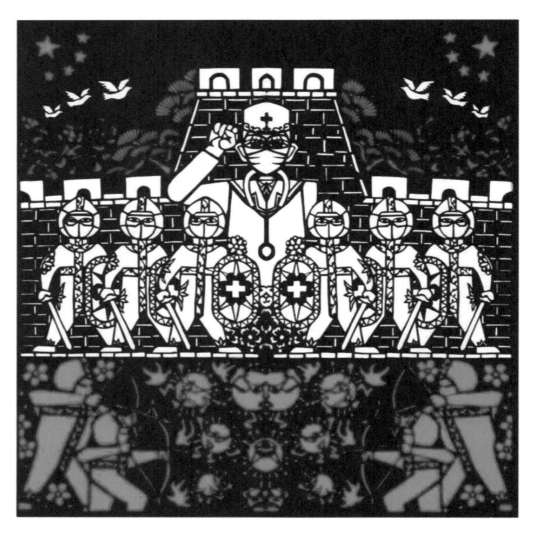

图4-72 《不除冠毒终不还》（许瑞芬作品）

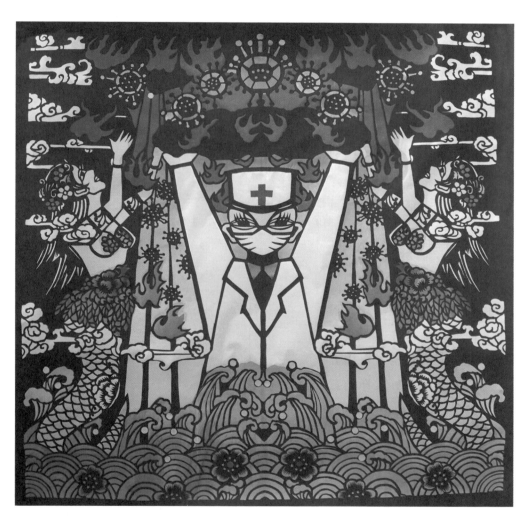

图 4-73 《庚子补天人》(许瑞芬作品)

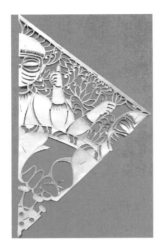

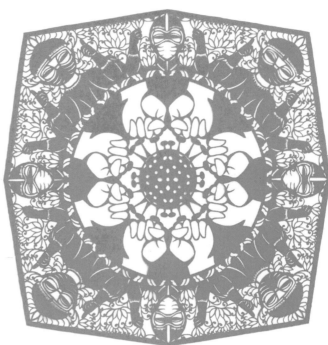

图 4-74 《无处遁形》（许瑞芬作品）

四、五角对称剪刻技法

传统文化中一般喜欢用五角对称的五个蝙蝠来寓意五福临门之意，如剪纸作品《五福捧寿》（图 4-75）；也可以用五角对称剪法剪出各种吉祥如意的剪纸作品，如《如意平安》（图 4-76）。

五角对称折叠法（图 4-77）：①将一张正方形纸对角折叠，折成一个等腰三角形；再对折一次，中间形成一个折痕，这个折痕与底边形成一个交点"a"；找出交点"a"后展开，回复到等腰三角形状态。

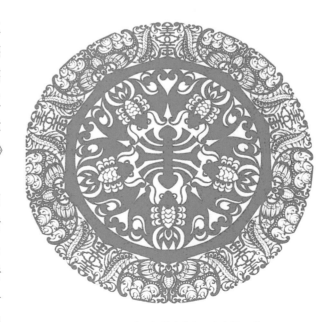

图 4-75 《五福捧寿》（王少丰作品）

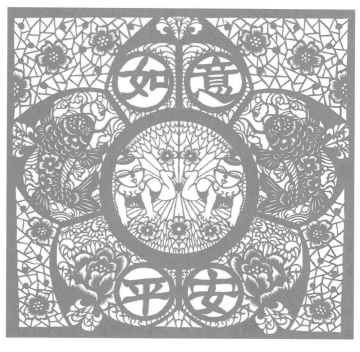

图 4-76 《如意平安》(许瑞芬作品)

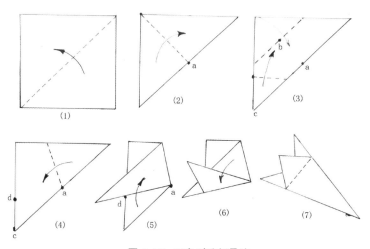

图 4-77 五角对称折叠法

②把等腰三角形的顶点对准点"a"折叠，形成折痕后展开，恢复等腰三角形，这样形成了另一个交点"b"。③等腰三角形的底角"c"对准点 b 折叠，形成折痕后展开，这个折痕与三角形的斜边形成交点"d"。④用等腰三角形的另一个底角以点 a 为中点，与点 d 进行重合折叠后，角 c 以点 a、d 为边再进行折叠。⑤把另一个边角与此边角完全重合折叠，形成一个锐角三角形，这样折叠就完成了。

在折好的纸上面画上我们要剪的花草、动物图样，然后用剪刀沿着画线剪下来，打开后即可。

1. 五角花剪法

现实生活中，完全是五角对称的物体并不多见，但在花朵中各式各样的五瓣花比比皆是。我们利用折叠方法剪出多种多样的五瓣花朵就很简单了。

剪法和步骤同上，如图4-78所示。

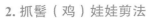

图4-78　五角花剪纸

2. 抓髻（鸡）娃娃剪法

抓髻娃娃在民间称为"喜娃娃"，喻子孙延续、多子多福之意。

剪法与步骤如下：

第一步：用一张大小合适的正方形纸张按五角对称折叠法折叠好，使之成为锐角三角形。

第二步：沿着三角形画上抓鸡娃娃，用圆孔纹、花瓣纹、豆芽纹和锯齿纹等纹样进行装饰（注意：我们要剪的图形不能超过三角形的最低点和最低点组成的边线）。

第三步：在图形的空白处进行固定。

最后，沿画线剪出（注意：锐角和两个封口的斜边要处理成连接，不能剪断），打开即可。如图4-79、图4-80所示。

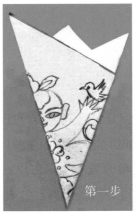

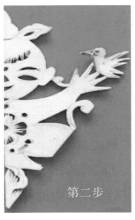

第一步　　　　　　　　第二步

图4-79　抓髻（鸡）娃娃剪法

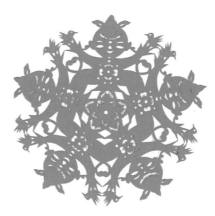

图4-80　抓髻（鸡）娃娃剪纸

3. 五福娃娃剪法

在中国传统文化中，人们以蝠表示福气、福禄寿喜等祥瑞。民间剪纸用五只蝙蝠的形象，意为"五福临门"。

练习一：剪法与步骤同上，如图4-81、图4-82所示。

练习二：剪法与步骤同上，如图4-83、图4-84所示。

4. 花鸟剪法

练习一：在传统文化里，鸡因为与"吉"谐音，被人们赋予了吉祥的意义。鸡是民间文化中的吉祥鸟，被认为可以避邪，还可以吃掉各种毒虫，为人类除害。鸡的形象有"大吉有余""大吉大利"之意。

剪法与步骤同上，如图4-85、图4-86所示。

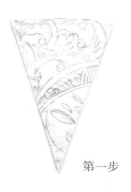
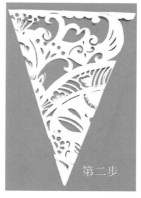

第一步　　　　　第二步

图4-81　五福娃娃剪法1

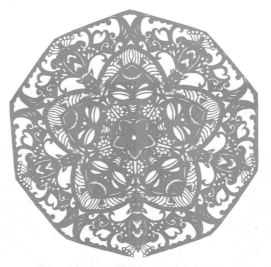

图4-82　《五福娃娃》1（许瑞芬作品）

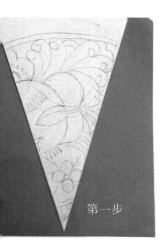
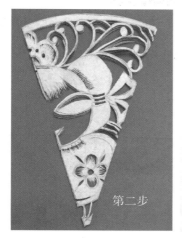

第一步　　　　　第二步

图4-83　五福娃娃剪法2

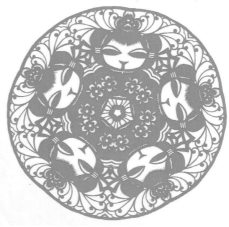

图4-84　《五福娃娃》2（许瑞芬作品）

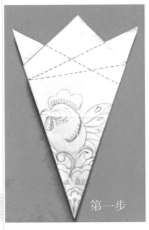 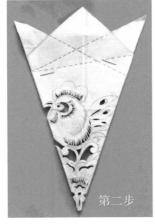

图 4-85 花鸟剪法 1

图 4-86 《花开十吉》(许瑞芬作品)

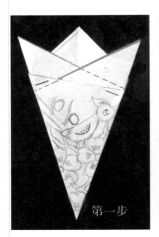 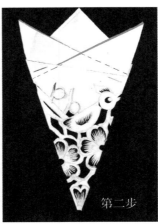

图 4-87 花鸟剪法 2

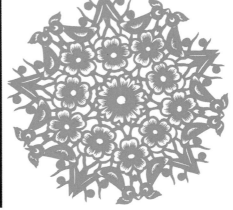

图 4-88 《八鸟迎春》(许瑞芬作品)

练习二：剪法与步骤同上，如图 4-87、图 4-88 所示。

五、六角对称剪刻技法

在学习六角对称剪纸的剪刻之前，同样要先学会六角对称的折叠方法。六角对称的折叠方法，实际上就是在三角对称折法的基础上再进行一次以圆点为中心的对边折叠，形成更小的锐角

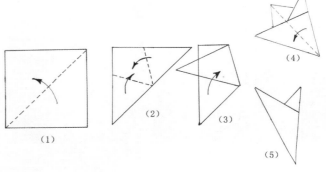

图 4-89 六角对称折叠法

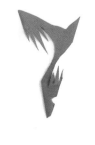

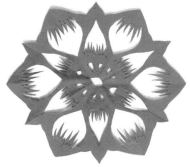

图 4-90 六瓣花剪纸

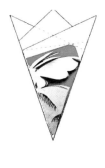

图 4-91 蝶恋花剪纸

三角形，如图 4-89 所示。

按以上方法折叠好后，画上我们要剪的花草、动物的图样，然后用剪刀沿着画线剪好后，打开即可。

1. 六瓣花剪法

剪法与步骤如下：

第一步：将正方形的彩纸按六角对称的方法折叠好。

第二步：画上要剪的圆形。

第三步：沿画线剪出锯齿纹和水滴纹。

最后展开即可。如图 4-90 所示。

2. 蝶恋花剪法

剪法与步骤同上，如图 4-91 所示。

3. 春燕剪法

燕子寓意春季的到来，表示春暖花开。它也能寓意勤劳、节俭、吉祥、好运等。同时，燕子也寓意爱情，象征着爱情的美好，因而受到人们的喜爱。

剪法与步骤如下：

第一步：用一张大小合适的正方形纸张按六角对称折叠法折叠好，使之成为锐角三角形。

第二步：沿着三角形画上所需的春燕。春燕的头可以看成是半圆，加上半个小三角形做它的嘴，翅膀可以看成水滴形，然后按图所示画出尾部。花朵可以直接剪出，再用圆孔纹、锯齿纹、水滴纹和豆芽纹等纹样进行装饰。

第三步：在图形的空白处进行

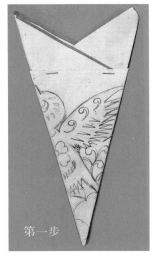

第一步

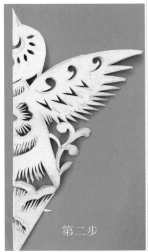

第二步

图 4-92 春燕剪法

固定。

　　最后，沿画线剪出，打开即可。如图 4-92、图 4-93 所示。

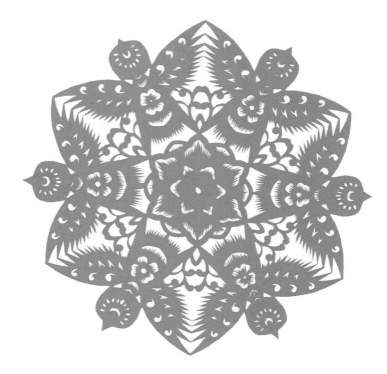

图 4-93　《春燕飞》（许瑞芬作品）

4. 金鱼与水纹剪法

　　中国人自古就有谐音文化。金鱼的"鱼"字与"余"谐音，因此金鱼有年年有余的寓意。此外，"金鱼"和"金玉"谐音，因此金鱼的形象还有"金玉满堂"和"金玉良缘"的美好寓意。

　　剪法与步骤同上，如图 4-94、图 4-95 所示。

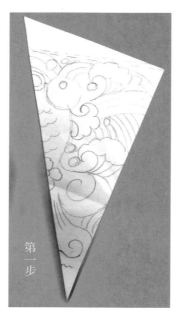
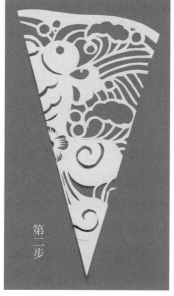

图 4-94　金鱼与水纹剪法

图 4-95 《金玉满堂》(许瑞芬作品)

六、八角对称剪刻技法

八角对称折叠法（图 4-96）：①将一张正方形纸对边折叠，折叠时要求边沿要对整齐；②在此基础上，再对边折叠一次，使之成为小的正方形；③在以上基础上，再对角折叠一次，形成一个小的三角形；④在折好的小三角形上再次对边折叠一次，使之成为更小的三角形。

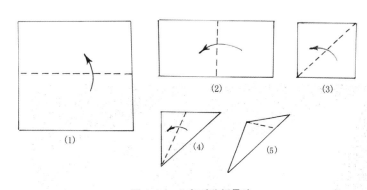

图 4-96 八角对称折叠法

在折叠好的小三角形上面画要剪的花草、动物图样。然后用剪刀沿着画线剪好后，打开即可。

1. 莲花剪法

剪法与步骤如下：

第一步：用纸按八角对称的折叠法折叠好后，在折叠好的三角形上画上莲蓬、花瓣和豆芽纹。

第二步：剪去多余的纸，在空白之处用订书机进行固定。

第三步：沿画线剪出，打开压平即可。如图4-97、图4-98所示。

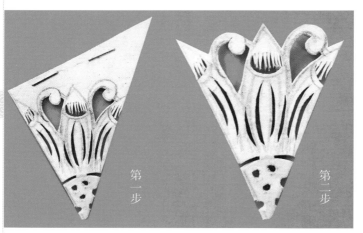

图4-97 莲花剪法　　　　　　　　　　　　　　　图4-98 莲花剪纸

2. 娃娃抱鱼剪法

在中国传统文化中，娃娃寓意为多子，鲤鱼寓意为年年有余。娃娃抱鱼形象象征着孩子如鲤鱼一样跃上龙门，有出息。

剪法与步骤如下：

第一步：将纸按八角对称的折叠法折叠。

第二步：在折叠好的三角形纸面上2/3的位置画上娃娃的头及五官；在娃娃的头下画上鱼，鱼身上用鱼鳞纹和花朵纹及圆孔纹等纹样进行装饰。

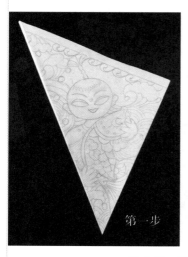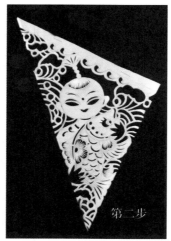

第三步：在娃娃和鱼的周围画上波浪纹连接，注意三角形的两个长边要处理成连接。

第四步：在空白之处用订书机进行固定，沿画线剪出，剪刻时注意阴刻

图4-99 娃娃抱鱼剪法

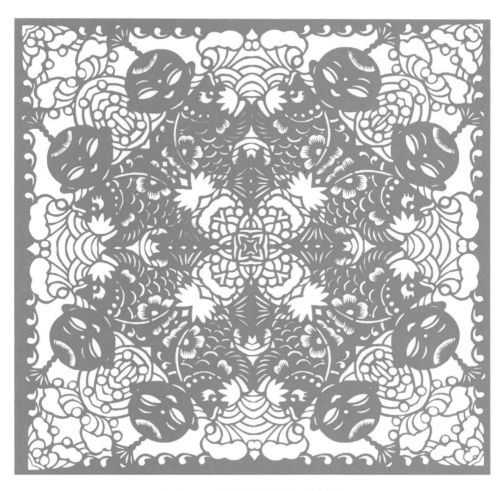

图 4-100 《娃娃抱鱼》(许瑞芬作品)

和阳刻的关系处理。剪刻完成，打开压平即可。如图 4-99、图 4-100 所示。

3. 八鼠闹春剪法

民间认为鼠具有预知吉凶灾害、化灾避祸的能力，并且认为鼠的形象具有招财进宝、兴旺财运的吉祥寓意。

剪法与步骤如下：

第一步：将纸按八角对称的折叠法折叠成三角形后，在中间画上老鼠。老鼠的头可以看成一个水滴形，身子是圆形，耳朵是两个半圆，眼睛由月牙纹和半圆组成，尾巴可用豆芽纹画出，其余则由圆孔纹、锯齿纹、水滴纹和豆芽纹进行装饰（图4-101）。

第二步：老鼠画好后，身子周围用花朵和豆芽纹组成的藤蔓画出，并填满，以便连接（图 4-102）。

第三步：靠近底角是整个图形的中心，可以用锯齿纹和豆芽纹进行装饰。这个部分用阴刻的手法处理。

第四步：按所画图形剪出，展开即可。如图4-103所示。

4. 喜上眉梢剪法

古人以喜鹊作为喜的象征。梅花是我国人民所喜爱的

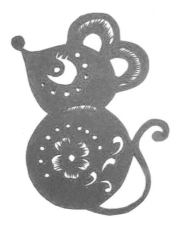

图4-101　吉鼠剪法第一步

图4-102　吉鼠剪法第二步

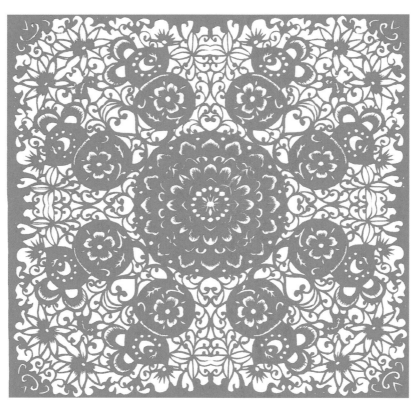

图4-103　《八鼠闹春》(许瑞芬作品)

花卉，"梅"字的谐音为"眉"。喜鹊站在梅花枝梢的吉祥图案，具有"喜上眉（梅）梢"的寓意。

剪法与步骤如下：

第一步：将纸按八角对称的折叠法折叠成三角形后，在中间画上喜鹊。喜鹊由锯齿纹、波浪纹和月牙纹等进行装饰。

第二步：喜鹊画好后，身子周围的图案由梅花和树枝及圆形纹组成，并画满纸张。

第三步：靠近封口的斜边和底角要处理成连接，不能剪断。

最后，按所画图形剪出，展开即可。如图4-104、图4-105所示。

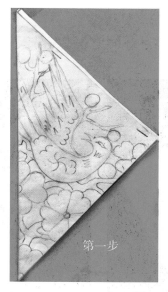
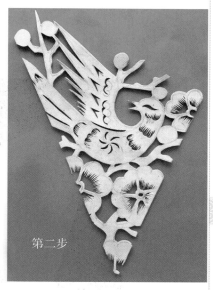

第一步　　　　　第二步

图 4-104　喜上眉梢剪法

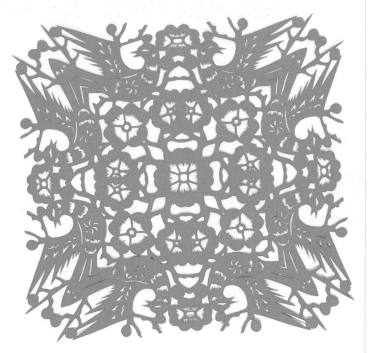

图 4-105　《喜上眉梢》（许瑞芬作品）

5.飞龙剪法

剪法与步骤同上，如图 4-106、图 4-107 所示。

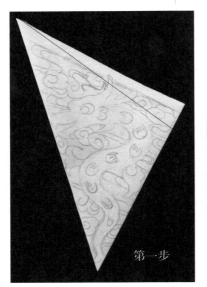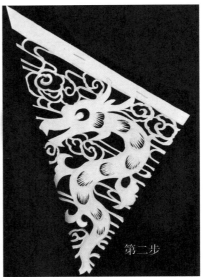

第一步　　　　　　　　　　　　第二步

图 4-106　飞龙剪法

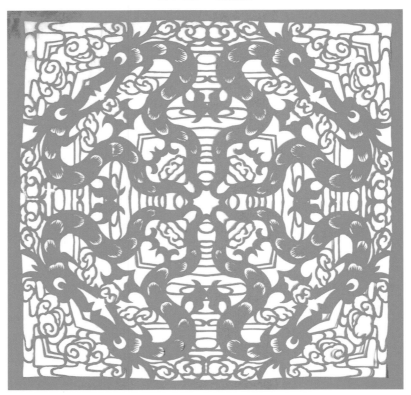

图 4-107　《飞龙在天》(许瑞芬作品)

小贴士

中心点对称要领

1. 除了左右对称，基本上都是以一个圆点为中心进行多次折叠的中心点对称。折叠出的图形大部分是三角形，存在一个封口的顶点，这个封口的顶点就是中心对称点；同时还有一个全封口的斜边和半封口的斜边，这些地方一定要处理成连接点。

2. 由于开口的地方折叠纸的层数较多，为了防止剪的过程中发生走样变形，剪之前要提前进行固定。这样才能保证剪好的剪纸在打开后，形成所需的图形效果。

3. 要剪的图形不能超过三角形的最低点和最低点组成的边线。

【复习思考题】

1. 什么是对称剪纸？

2. 什么叫轴对称剪纸？

3. 什么叫点对称剪纸？

第五章　不完全对称剪纸

　　不完全对称剪纸，是指在完全对称图形的结构中有一部分形状出现不对称的现象，但仍不失其对称图形的基本要素；也就是对称图形中套着不对称的图形，在有节律的图案中又有无规律的图形变化。其表现形式与完全对称图形相比，显得更加灵活、自由、活泼、生动。这种图形的画面比完全对称图形具有更加丰富多彩的变化，并且不容易使人感觉沉闷、平淡乏味，更加能够突出表现主题内容。

　　在创作不完全对称的剪纸作品时，在完全对称的部分要进行折叠，要把不对称的部分预留出来。折叠好后，在上面画好所需剪的图形，剪好后再展开，然后再把预留的部分画上不对称的图形或文字并剪出。这样剪完后，不完全对称的剪纸作品就完成了。如图5-1、图5-2所示。

　　1. 常用符号和字体组合技法练习

　　剪法与步骤如下：

　　第一步：将准备好

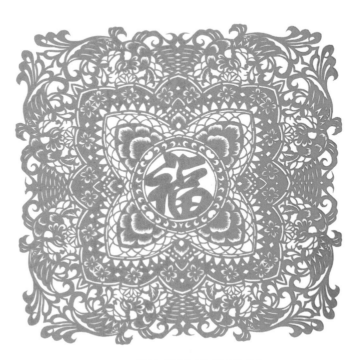

图5-1 《凰舞团花》（许瑞芬作品）

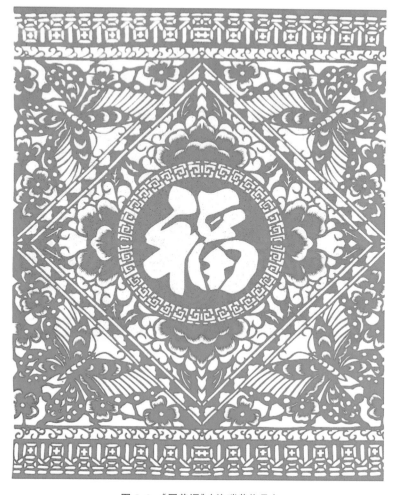

图 5-2 《团花福》(许瑞芬作品)

的正方形纸按四角对称的折叠法折叠。

第二步：在折叠好的纸上画上锯齿纹、豆芽纹、柳叶纹、圆孔纹等等所需剪的对称图形符号，注意把要剪不对称的图形的地方预留出来。

第三步：剪好对称图形后展开，在预留的地方画上所需剪的图形或文字，再剪出即可。如图 5-3、图 5-4 所示。

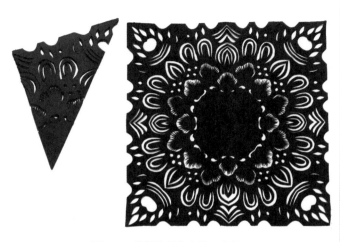

图 5-3　常用符号和字体组合剪法

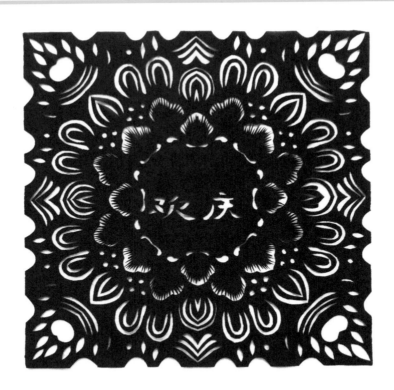

图5-4 《欢庆》（许瑞芬作品）

2. 蝙蝠与福字组合剪法

剪法与步骤如下：

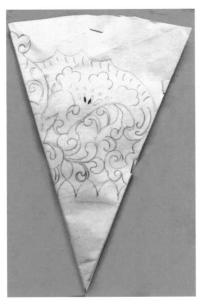

图5-5 蝙蝠与福字组合剪法第二、三步

第一步：将一张大小合适的正方形纸张按五角对称折叠法折叠好，使之成为锐角三角形。

第二步：沿着三角形封口的底角把剪福字的地方按需要的大小预留出来，画上蝙蝠，只需画上图形的一半即可（画的图形不能超过折叠三角形的最低点或由最低点形成的边线）；用圆孔纹、花瓣纹、豆芽纹和锯齿纹等纹样进行装饰。如图5-5所示。

第三步：在蝙蝠与预留的地方之间画上豆芽纹，使蝙蝠与预留的地方进行连接，可以在图形的空白处进行固定。如图5-5所示。

第四步：沿画线剪出（注意：锐角和两个封口的斜边要处理成连接），剪好后展开。如图5-6所示。

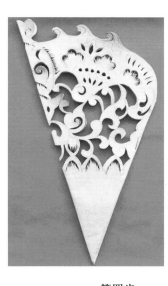

第四步

图 5-6　蝙蝠与福字组合剪法第四步

　　第五步：在预留的地方写上福字，用阴刻的手法将福字剪出即可（注意文字的反正，同时也要注意笔画之间的连接）。如图 5-7 所示。

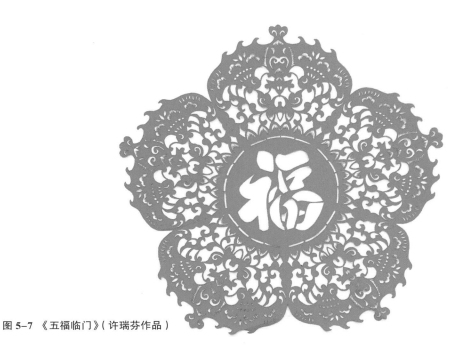

图 5-7　《五福临门》（许瑞芬作品）

3. 蝶恋花与数字组合剪法

练习一：剪法与步骤同上，如图 5-8、图 5-9 所示。

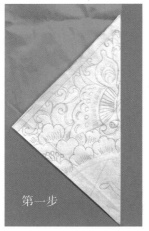 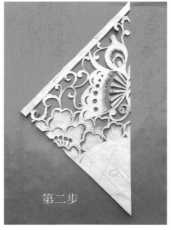 

图 5-8　蝶恋花与数字组合剪法 1

练习二：剪法与步骤同上，如图 5-10、图 5-11 所示。

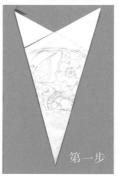 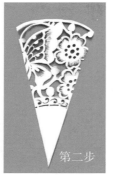

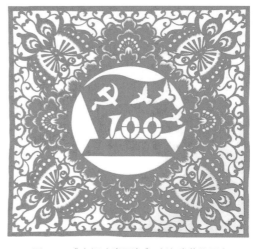

图 5-9　《庆祝建党百年》1（许瑞芬作品）

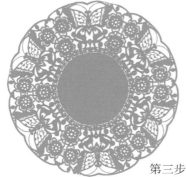

图 5-10　蝶恋花与数字组合剪法 2

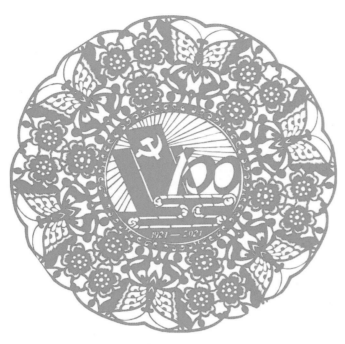

图 5-11 《庆祝建党百年》2（许瑞芬作品）

4. 鱼与寿字组合剪法

剪法与步骤如下：

第一步：准备好正方形的纸，按六角对称的折叠法折叠。

第二步：在折叠好的三角形中心（封口的锐角）画上弧线，弧线之内预留出来，作为剪不对称的图形文字的地方；然后在其余的地方画上所需剪的鱼的图形和水的波纹。

第三步：沿着画好的图形剪出所需的对称图形，然后展开；再在预留的地方画上所需剪的寿字（由于寿字也是四角对称的文字，可以在预留的地方再进行一次四角对称的折叠，然后再画上寿字的 1/4）。

第四步：沿着画好的寿字剪出，展开即可。如图 5-12、图 5-13 所示。

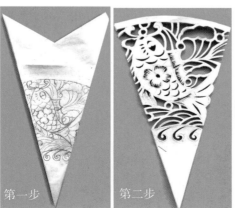

第一步 第二步

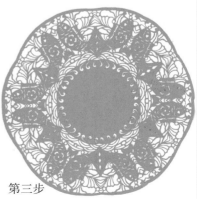

第三步

图 5-12 鱼与寿字组合剪法

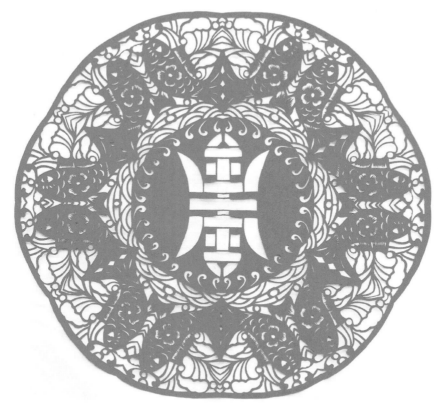

图 5-13 《鱼寿图》(许瑞芬作品)

5. 儿童与花草组合剪法

剪法与步骤同上，如图 5-14、图 5-15 所示。

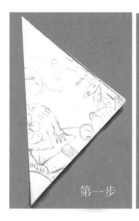

第一步

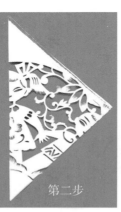

第二步

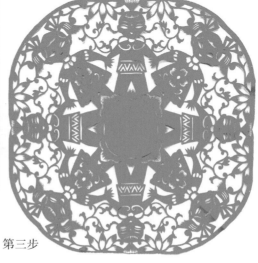

第三步

图 5-14 儿童与花草组合剪法

图 5-15 《欢庆六一》（许瑞芬作品）

6.《出征》剪法

剪法如图 5-16、图 5-17 所示。

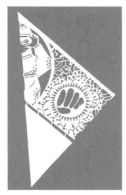
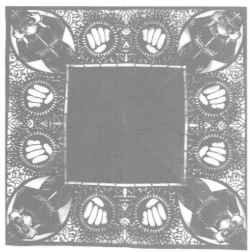
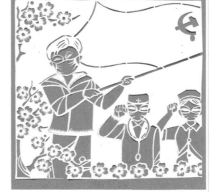

图 5-16 《出征》剪法

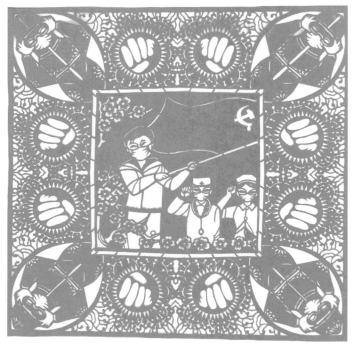

图 5-17 《出征》(许瑞芬作品)

7.《守护》练习

剪法如图 5-18、图 5-19 所示。

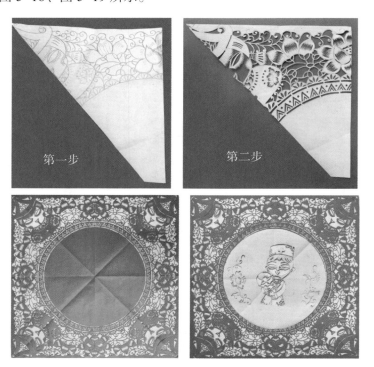

第一步

第二步

图 5-18 《守护》剪法

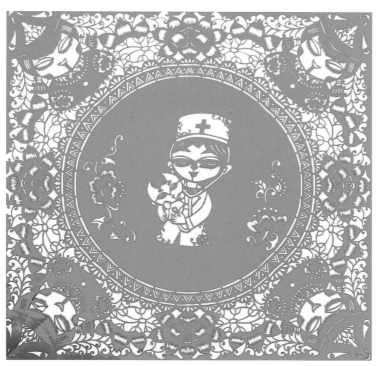

图 5-19 《守护》（许瑞芬作品）

8.《双喜临门》剪法

剪法与步骤如下：

第一步：准备好正方形的纸，按八角对称的折叠法折叠。

第二步：在折叠好的纸上先把要剪不对称图形的地方预留出来，再画上所需剪的对称图形龙，在三角形的斜边画上半个蝴蝶，并画上豆芽纹、云样纹进行连接。

第三步：沿着画好的图形剪好（阳刻）后展开，再进行对折；在预留的地方写上喜字、画上凤凰和蝙蝠。

第四步：凤凰和蝙蝠用阴刻的手法进行剪刻，喜字用阳刻的手法进行剪刻，注意笔画间的连接。剪刻好后展开即可。如图 5-20、图 5-21 所示。

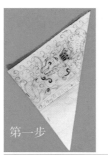
第一步

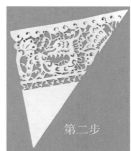
第二步

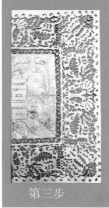
第三步

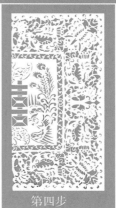
第四步

图 5-20 《双喜临门》剪法

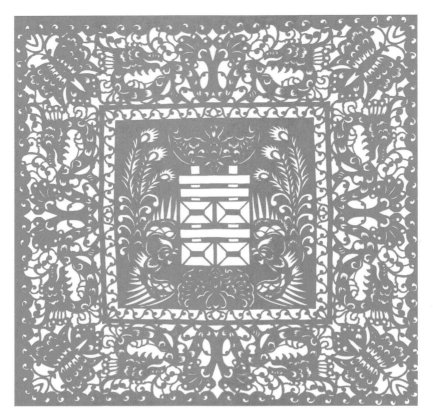

图 5-21 《双喜临门》(许瑞芬作品)

9. 长方形八角对称图案剪法

剪法与步骤如图 5-22、图 5-23 所示。

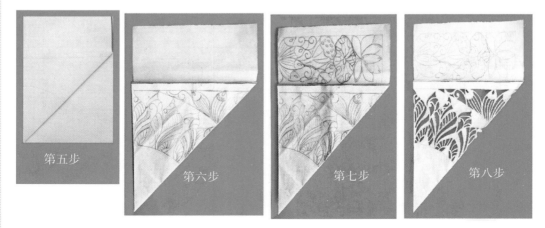

图 5-22 长方形八角对称图案剪法

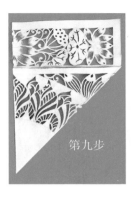

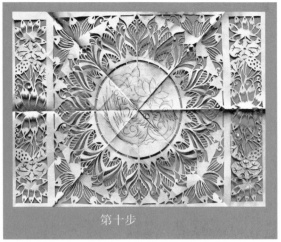

图 5–22　长方形八角对称图案剪法

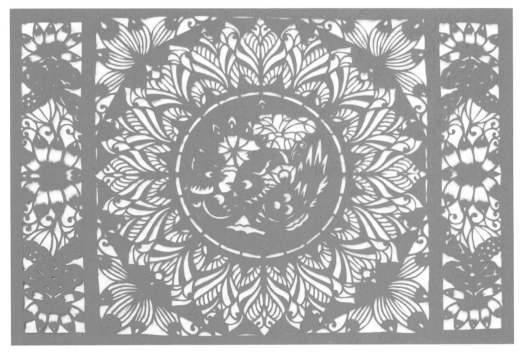

图 5–23　《和和美美》(许瑞芬作品)

【复习思考题】

什么是不完全对称剪纸?

第六章 立体剪纸

立体剪纸也是利用纸可以折叠这一特性，它不但可以折叠、剪刻出形式多样的对称平面的剪纸，也可以制作出多面的立体剪纸；使剪纸的形式不仅仅局限于平面，也可以多面、多层次地进行表现；使剪纸作品的形式更加丰富多彩，表现力更强，装饰功能更多。

通过折叠成多面的形式剪出的剪纸"春""喜"等文字和各种图案，可以像宫灯和灯笼一样挂在家里各个角落，与平面剪纸相映生辉，互为补充，营造出的喜庆祥和的氛围更加浓烈。如图 6-1 所示。

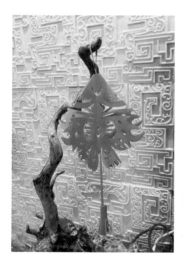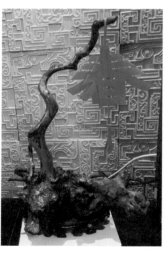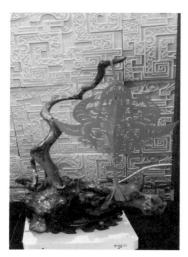

图 6-1 立体剪纸

1. 立体剪纸"春"字剪法

剪法与步骤如图 6-2 所示。

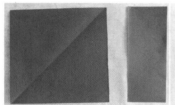

第一步

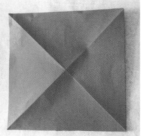

第二步

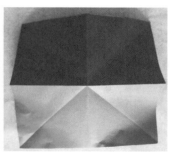

第三步

第一步：把长方形的纸裁成正方形，裁下来的小纸条留下来备用

第二步：把正方形的纸对角折叠两次，打开，形成交叉的两个对角线

第三步：把正方形的纸翻面，进行对边折叠，二次打开，形成交叉的十字折痕

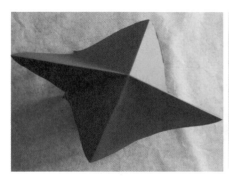

第四步

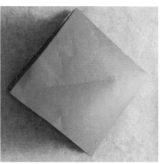

第五步

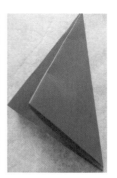

第六步

第四步：双手捏住十字折痕往中心推，然后压平，形成小的菱形

第五步：把菱形再进行对角折叠，变成三角形

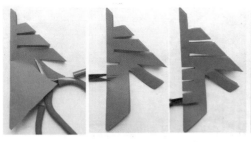

第七步

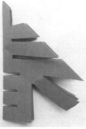

第八步

第六步：在三角形上画上半边"春"字；
第七步：用剪刀沿画线把所需的"春"字剪出

第八步：把剪好的"春"字按折叠的立体折痕展开

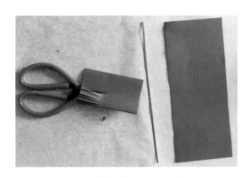

第九步

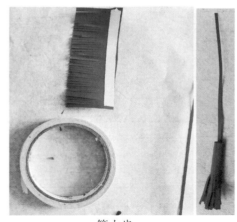

第十步

第九步：另外拿一张纸，连同第一步裁下来的小纸条，剪出线条和穗条

第十步：把剪好穗条的另一边粘上双面胶，然后把剪好的线条粘上，卷成一个吊穗

图6-2 立体剪纸"春"字剪法

最后，把卷好的吊穗与"春"字粘好，立体"春"字就做好了。如图6-3所示。

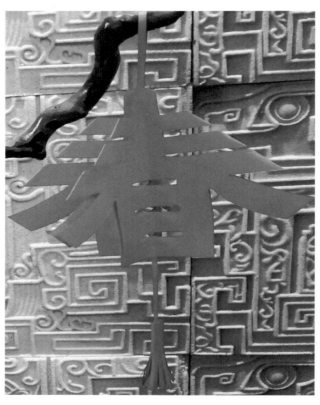

图6-3 立体剪纸"春"字

2. 立体剪纸蝶恋花技法

剪法与步骤如图 6-4、图 6-5 所示。

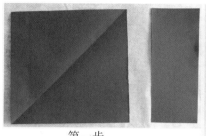

第一步

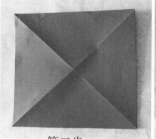

第二步

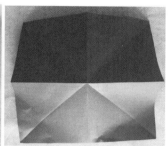

第三步

第一步：纸裁成大小合适的正方形，裁下来的小纸条留下来备用

第二步：折出两条交叉的对角线

第三步：在纸的另一面，对边折成两条交叉的十字折痕

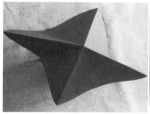

第四步

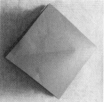

第五步

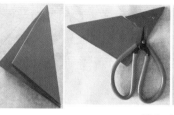

第六步

第四步：按着折痕往里收，直到四面变成菱形，把菱形重叠压平成一个平面

第五步：把压平的菱形对折，变成一个三角形

第六步：沿着三角形的边缘往里剪花瓣，花瓣剪开后，在上面剪锯齿纹，以此类推剪出三个花瓣

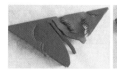 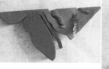

第七步

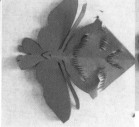

第八步

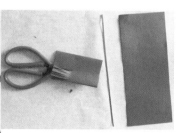

第九步

第七步：在花瓣剪好后剪蝴蝶，注意蝴蝶头要与花相连，不能剪断

第八步：把剪好的蝶恋花图案打开，整理成有四个面的立体形

第九步：另外拿一张纸，连同第一步裁下来的小纸条剪出线条和穗条

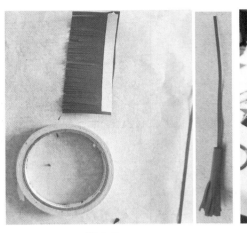
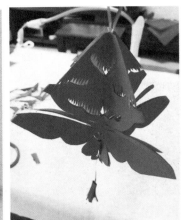

第十步　　　　　　　　　　　　　第十一步

第十步：把剪好穗条的另一边粘上双面胶，然后把剪好的线条粘上，卷成一个吊穗

第十一步：把卷好的吊穗粘在剪好的蝴蝶的尾部，再把纸线做个线圈粘到花心上。这样立体的"蝶恋花"就做成了

图6-4　立体剪纸蝶恋花剪法

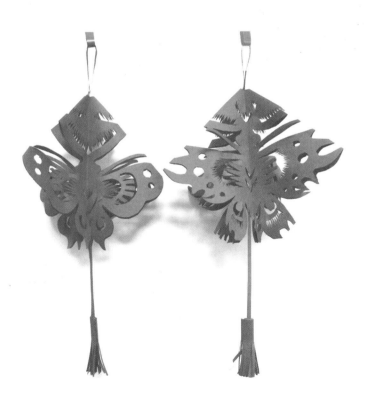

图6-5　立体剪纸蝶恋花

小贴士

对称剪纸技法总结

1. 在剪折叠剪纸时，要注意边沿的连接。折叠好形状的边沿有开口和封口之分，如果是封口的边沿就要处理成连接，不能剪断。这样才能保证所剪的剪纸在打开后，形成我们所需的形状效果。

2. 除了左右（上下）对称是轴对称，其余的基本上都是以中心点为对称点的对称。在这个点上进行不同次数的折叠，基本上就形成了封口的角，这个角就是对称点。因此，折叠时要注意对称点的位置。实际上就是整个剪纸的中心，剪刻时要注意中心的处理。

3. 在折叠好三角形后，画的图形不能超过三角形的最低折边或最低点。

4. 在剪复杂图案时，剪刻顺序是先小后大、先繁后简、先里后外、最后外形，即：先剪小的图形，后剪大的图形；如果线条或图形复杂，一定要先剪复杂的；先剪图形里面的图形，等到画面里面都剪好后，最后再剪外轮廓。

5. 多层纸在剪的过程中容易变形和错位，如果不固定，就会造成图形的剪坏或不成形，所以要在动刀之前进行固定。

【复习思考题】

1. 什么是立体剪纸？
2. 对称剪纸技法要领是什么？

第七章　不对称剪纸

不对称剪纸指的是剪纸不能进行以对称轴为准的左右、上下重合，也不能以中心点为轴心进行折叠的重合。总之，图形是不能重合的。

大自然是丰富多彩的，也是纷繁复杂的，绝大部分物体都是不对称的，不论是天上的云彩、月亮和飞鸟，还是地上的山川、树木、花草、动物、人物等，都有不对称的一面。以动物为例，从正面看动物基本上都是左右对称的，但只要变换个角度，比如从侧面或后面看时，就不对称了。要很好地表现生活中不同的艺术形象，抒发复杂的情感和感悟，就不能完全用对称折叠的手法进行创作，而更多

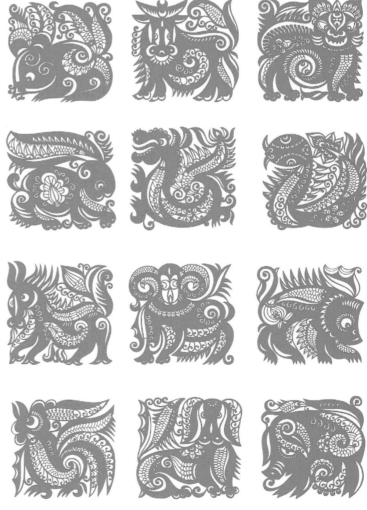

图 7-1 《十二生肖》（王少丰作品）

的时候不对称的手法更能很好地表达作者的思想感情和生活哲理。所以掌握不对称剪纸方法也是我们不可或缺的技能之一。不对称剪纸与对称剪纸的最大区别就在于需要把所表现的内容完整地刻画出来。在创作剪纸时，复杂的图形要先画画稿，在确定没有修改后再进行剪刻。如剪纸作品《十二生肖》（图 7–1 ）和《田园梦》（图 7–2 ）等。

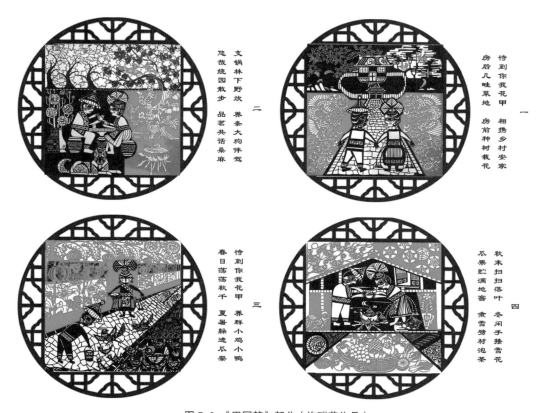

图 7–2 《田园梦》部分（许瑞芬作品）

一、动物技法

1. 孵蛋小鸡剪法

剪法与步骤如下：

第一步：先画画稿。这幅剪纸为了表现小鸡憨态、可爱的形象而借鉴了卡通形象造型手法。整个鸡身是一个圆形，在圆形的左边画上两个大小不等的三角形作为鸡的嘴；在上方和右边画上鸡冠和鸡尾；在下方画上 4 个鸡蛋。把鸡完整的轮廓用铅笔画好。

第二步：在鸡的身上画上梅花等装饰纹。

第三步：用阴刻和阳刻的手法依照画好的图形进行剪刻，最后剪好外形即可。

如图 7-3、图 7-4 所示。

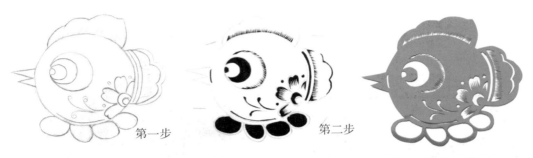

<table>
<tr><td>第一步</td><td>第二步</td><td></td></tr>
</table>

图 7-3　孵蛋小鸡剪法　　　　　　　　　　　图 7-4　孵蛋小鸡剪纸

2. 小猫剪法

剪法如图 7-5 所示。

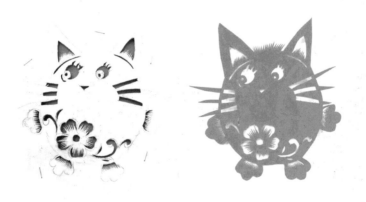

图 7-5　小猫剪纸及其剪法

3. 小狐狸剪法

狐狸是一种非常聪明机智的动物。其剪法同上，如图 7-6 所示。

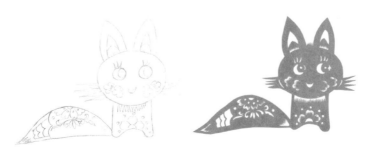

图 7-6　小狐狸剪纸及其剪法

4. 小猪剪法

猪的性格很温和，并且外表圆滚滚。在传统文化中，猪的形象有着有福、有财的寓意和老实、本分的象征。其剪法同上，如图 7-7、图 7-8 所示。

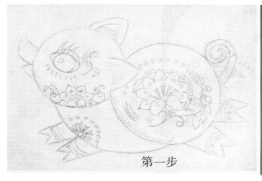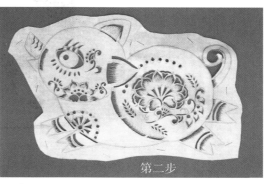

图 7-7　小猪剪法

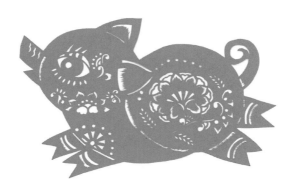

图 7-8　小猪剪纸

二、花草、动物组合技法

1. 小马驹与花草组合剪法

马在中华民族文化中地位极高，具有一系列的象征和寓意。祖先们认为，马是吉祥的化身。《周易·乾卦》曰："天行健，君子以自强不息！"龙马精神代表的正是中华民族自古以来所崇尚的奋斗不止、自强不息的进取向上的民族精神。

剪法与步骤如下：

第一步：先画画稿。这幅剪纸所表现的是卧在地上的安静可爱的小马形象。在造型上借鉴了卡通形象手法，小马的头是一个完整的圆形，马的身子和嘴是半圆形，耳朵是柳叶形。将马的轮廓用铅笔画好，再画上花朵及小鸟。

第二步：再画马的眼睛、马鬃和装饰纹样，为了连接，在马尾与马头之间及小鸟的尾巴与马嘴之间画上豆芽纹。

第三步：运用阳刻和阴刻的手法，沿画稿剪刻出即可。如图7-9 图7-10 所示。

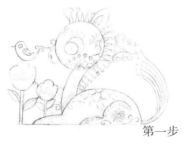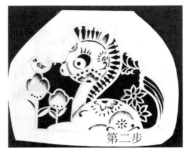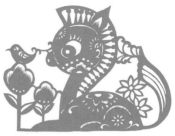

图7-9　小马驹与花草组合剪法　　　　　　图7-10　《小马驹》（许瑞芬作品）

2. 小羊与花草组合剪法

剪刻方法同上，如图7-11 图7-12 所示。

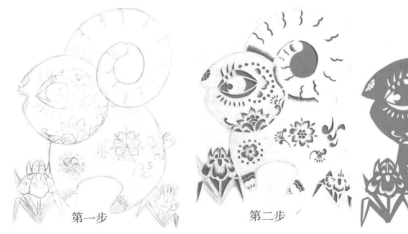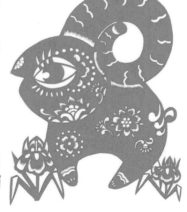
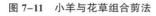

图7-11　小羊与花草组合剪法　　　　　　图7-12　《喜羊羊》（许瑞芬作品）

3. 小狗与花草组合剪法

狗是人类患难与共的朋友，被认为是通人性的动物，对人类特别忠诚。狗的形象因而具有忠贞不渝的意义。"牧羊犬三千里寻主""义犬救主"等例子很好地说明了这一点。"犬马之劳"也常用来比喻做事忠心耿耿。

剪法与步骤如图7-13、图7-14 所示。

4. 兔子与花草组合剪法

在人们心目中，兔子是十分亲切、和善的小动物。在中国古老的传说中，最早登上月宫的，除嫦娥、吴刚之外，还有兔子。这是古代人民美好的想象，兔子形象也因而具有善、美、祥和的寓意。

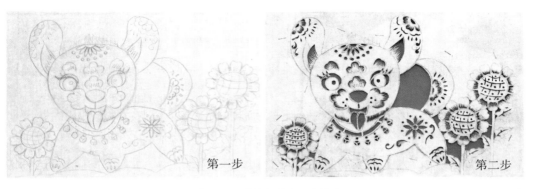

第一步　　　　　　　　　第二步

图 7-13　小狗与花草组合剪法

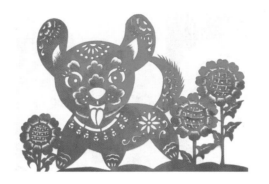

图 7-14　《小狗》(许瑞芬作品)

剪刻方法如图 7-15、图 7-16 所示。

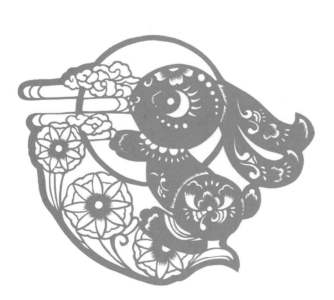

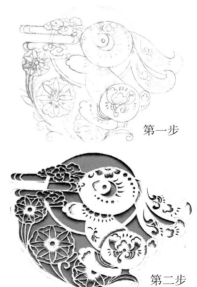

第一步

第二步

图 7-16　《奔月兔》(许瑞芬作品)　　　　图 7-15　兔子与花草组合剪法

5. 公鸡报晓与花草组合剪法

我国古代特别重视鸡，称它为"五德之禽"。五德即指：头上有冠，是文德；足后有距能斗，是武德；敌前敢拼，是勇德；有食物招呼同类，是仁德；守夜不失时，天明报晓，是信德（《韩诗外传》）。

剪刻方法如图 7-17、图 7-18 所示。

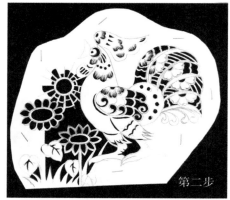

图 7-17　公鸡报晓与花草组合剪法

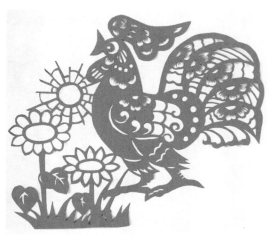

图 7-18　《报晓》（许瑞芬作品）

6. 小鼠与花草组合剪法

剪刻方法同上，如图 7-19、图 7-20 所示。

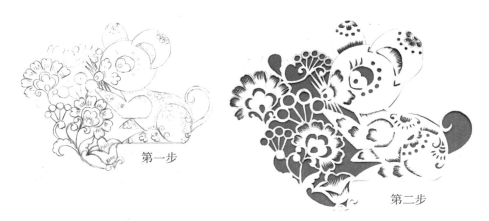

图 7-19　小鼠与花草组合剪法

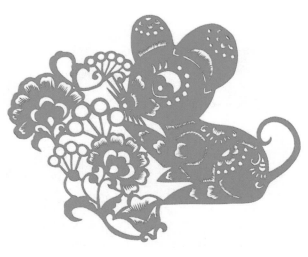

图 7-20　《鼠》(许瑞芬作品)

三、人物与动物组合技法

1. 牧童与牛组合剪法

我国古代农耕文明的标志性劳动力之一就是耕牛。在中国文化中，牛是勤劳的象征，牛的形象具有勤劳致富、风调雨顺的吉祥寓意。

剪刻方法和步骤如图 7-21、图 7-22 所示。

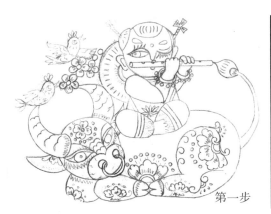
第一步

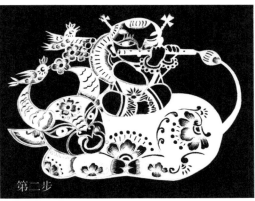
第二步

图 7-21　牧童与牛组合剪法

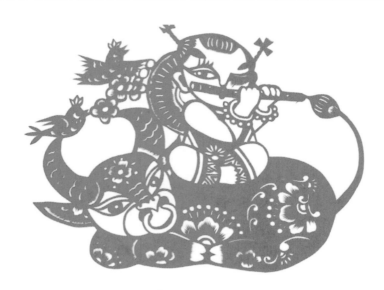

图 7-22 《牧笛声声》(许瑞芬作品)

2. 娃娃与虎组合剪法

剪刻方法和步骤如图 7-23、图 7-24 所示。

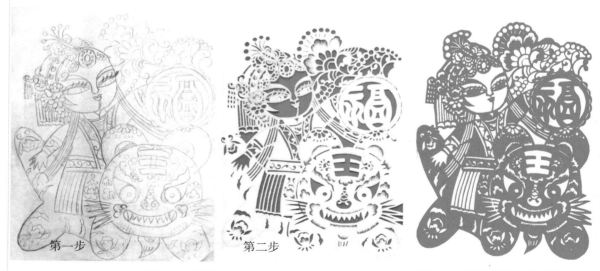

第一步　　　　　　　　　　第二步

图 7-23　娃娃与虎组合剪法　　　　　　　　　　图 7-24　《虎到福到》(许瑞芬作品)

3. 人与龙组合剪法

剪刻方法和步骤如图 7-25、图 7-26 所示。

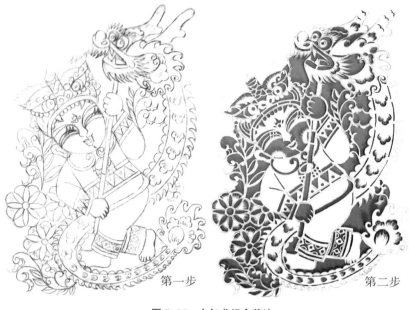

第一步　　　　　　　第二步

图 7-25　人与龙组合剪法

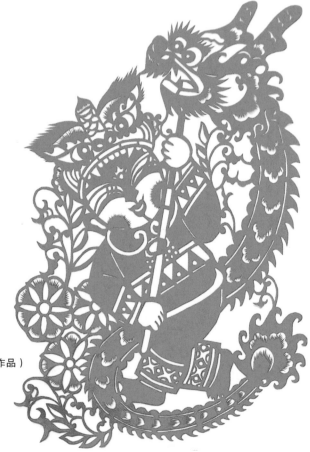

图 7-26　《舞龙》（许瑞芬作品）

4. 娃娃与鱼组合剪法

剪刻方法和步骤如图 7-27、图 7-28 所示。

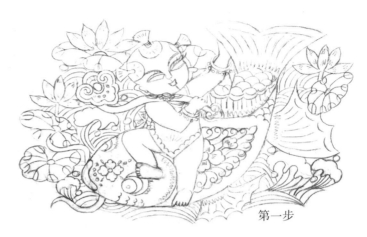

第一步

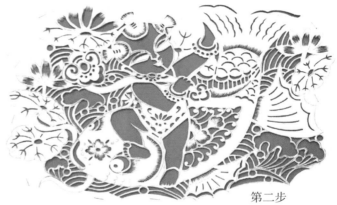

第二步

图 7-27　娃娃与鱼组合剪法

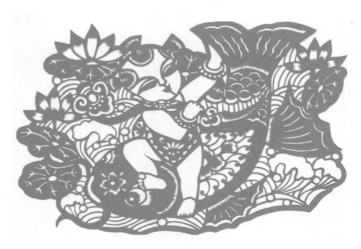

图 7-28　《如意娃娃》（许瑞芬作品）

四、文字组合技法

1."禄"字与动物组合剪法

剪法与步骤如下：

第一步：把汉字"禄"按所需要的大小，用空心字的手法写好。

第二步：在空心的笔画里画上小鹿、花和藤蔓等装饰图样。

第三步：除了小鹿用阴刻，其余都采用阳刻手法进行剪刻。如图 7-29 所示。

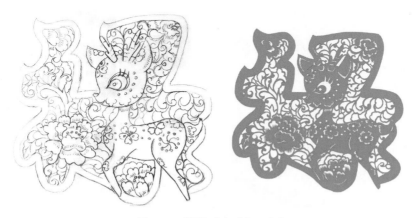

图 7-29 "禄"字与动物组合剪法

2."福"字与鱼组合剪法

剪法与步骤如下：

第一步：把汉字"福"按所需要的大小，用空心的手法写好。

第二步：在空心的笔画里画上鱼、荷花和水纹等装饰图样，在福字的周围再画上梅花图形。

第三步：除了鱼用阴刻，其余都采用阳刻手法进行剪刻。如图 7-30 所示。

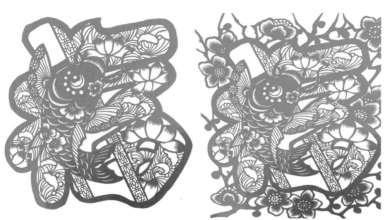

图 7-30 "福"字与动物组合剪法

3. "寿"字与花果组合剪法

剪法如图 7-31 所示。

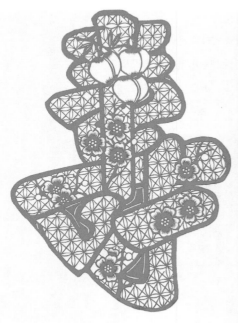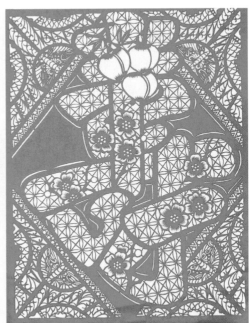

图 7-31 "寿"字与花果组合剪法

【复习思考题】

1. 什么是不对称剪纸?

2. 不对称剪纸与对称剪纸创作时最大区别是什么?

第八章　剪纸的创作

一、剪纸的构思和起稿

剪纸创作，要经过构思、起稿、剪刻等步骤。

1. 构思

剪纸创作都绕不开构思，即作品想表现什么思想内容，用什么形式、手法表现，画面布局采用什么式样，是用人物还是动物，有无景物，等等；在把握住主题和事物特性后要选取典型情节，充分发挥大脑的想象力，想出各式各样的构图，形成初步的轮廓和画面。

2. 起稿

一旦构思成熟后，下一步就要着手画稿，把大脑中想象的画面构图用笔在纸面上画下来（起稿尽量用铅笔画，便于修改）。可以利用收集的素材和资料对表现的内容进行完善和补充。起稿在修改过程中，画面形象要尽量少，线条能删的尽量删，能合并的尽量合并，做到高度的归纳概括、简洁明快。此外，树叶鳞片、鳞毛、脉络及手足、须发等，哪里该用锯齿纹，哪里该用月牙纹、豆芽纹等，都要考虑进去，要充分发挥剪纸艺术语言、造型特点和装饰的作用。

3. 剪刻

剪纸的虚实关系和黑白灰的关系是通过阴阳刻的手法充分体现出来的，没镂空的部分即是"黑"，镂空的部分就是"白"，即民间的说法"透光"。

剪纸中的灰色调是运用阴阳刻的点、线、面的密集聚合形成。色调的变化，关键在于疏密、轻重、浓淡的处理。点、线越细密越灰，以块面为主，对比强烈，调子就凝重；以线为主，轻柔纤细，风格清秀。点、线、面结合，疏密是否得当，在于对比恰当与否。没有疏，就没有密；而没有密，疏就会显得空洞。疏密是在恰当的对比关系下确定的，对比得好，密不显密，疏不觉疏。疏密处理可大疏大密、小疏小密、大疏小密或小疏大密，但都应视表现的整体艺术效果而定。一般说来，不疏不密在创作中要尽量避免。有了疏密，就容易出现浓淡、轻重和厚薄的变化，使图面看上去更灵动和富有生气，更加丰富多彩。调整疏密不只起均衡构图的作用，也产生韵律节奏感。如图 8-1、图 8-2 所示。

因此，当画稿画好后，剪刻之前还要考虑好哪些部分采用阴刻，哪些部分采用阳刻，都考虑清楚后再进行剪刻。只有这样才能使剪纸完美剪刻出来，不留遗憾。

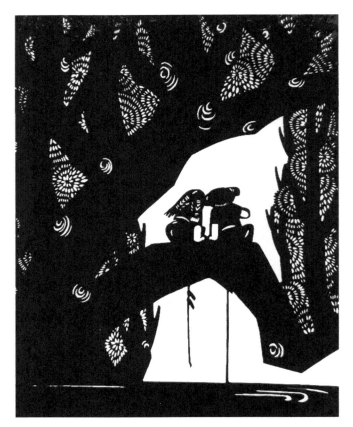

图 8-1 《垂钓》(张侯光作品)

二、剪纸创作技法

1. 平视构图

构图的基本原则讲究的是均衡与对称、对比和视点。构图的成功与否，直接决定一幅作品的成败。每幅作品都有表达思想内容的主要对象——主体。其不仅是画面内容的中心，而且是画面的结构中心。加上宾体的陪衬，更显示主体的优势。

剪纸的基本材料是平面纸张，基本语言符号是装饰化的点、线、面。由于受到材料的限制，剪纸不善于表现多层次、复杂的画面内容和光影效果及物象的体积、深度和起伏，因此只有扬长避短，用平面的眼光表现世界的物象，避开仰视、俯视的角度，使视线与被描写的对象成 90°，这也是平视构图的平视造型的基本式样和原理。在构图上采用平视构图，即将物体和景象由三维空间立体形象变为二维空间平面形象；物象由长、高、宽三度空间变为只有长宽的平面造型，将一个个平视形

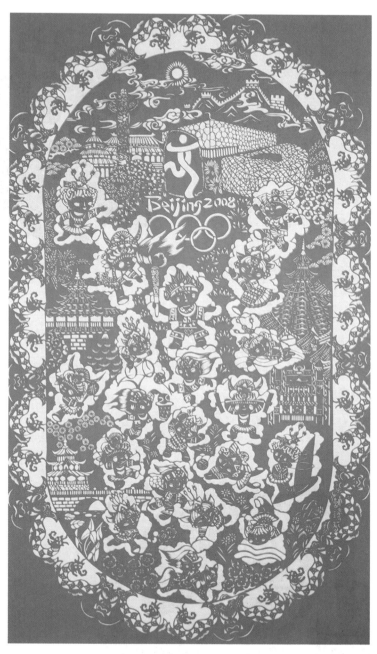

图 8-2 《山里娃奥运梦》(许瑞芬作品)

象排列在一条水平线上或者从上至下罗列起来，仿佛这组人站在那组人头上，按一定的要求依次布满画面。

通过对表现素材进行大胆取舍、删繁就简，用简练的线条进行概括，使画面重点突出、黑白关系虚实相衬，增强作品的表现力。平视构图由于避开了复杂的透视关系，形象特征比较明显，便于夸张变形，便于着色平涂，便于装饰处理，将复杂的描写条理化，使画面单纯、爽洁、明朗起来，很适合剪纸的装饰美化。如图8-3所示。

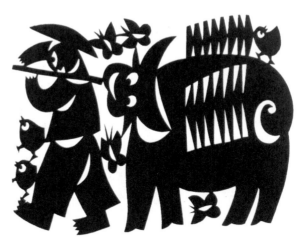

图8-3 《牧童》（王少丰作品）

平视构图是剪纸的基本构图形式，但不是唯一的，其他构图样式多从平视构图变化中来。若人物在平视的基础上略带点仰视，形象则显得高大；人物在平视中略带有一点俯视，画面则显得高远。剪纸构图不像焦点透视那么严谨、精确，但要求得视觉上舒适。

2. 观念造型，夸张、变形法

剪纸创作不论是在人物、动物还是植物等造型方面，都属于观念造型，使用夸张和变形法是观念造型的基础之一。由于剪纸工具和材料的局限性，剪纸在处理形象时，既要抓住物象主要特征进行变形，又要做到大胆取舍，删去次要部分，使线面连接自然，把对象的主要特征、神态加以夸张刻画，以达到"删繁就简三秋树，标新立异二月花"的艺术效果（图8-4）。因此，剪纸由于其特有的工艺性质，决定了其在造型时不宜采取完全写实的手法。

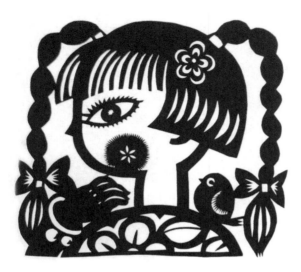

图8-4 《山妞》（赵澄作品）

民间剪纸的表现内容来源于现实生活，是反映老百姓身边的人和事。剪纸创作者把他们对生活、对自然界的认知和感悟用剪纸这种特殊的艺术形式表现出来，是他们内心情感的一种表达。他们通过对生活事物反复观察、琢磨，领会其神韵，再通过大脑过滤在心中形成的形象，是观念形象，不是现实中真实的形象了。因此，这种艺术表达重在表现神似，而不是形似。这样刻画出来的形象不一定太准，但可能更传神、更传情，更容易引起情感共鸣。成功的夸张不仅能破除形象的平庸和呆滞感，而且能够增强艺术的感染力，因而显得高度凝练和精辟。就像齐白石先生所说的"太似为媚俗，不似为欺世，妙在似与不似之间"。

图8-5 《吉庆有余》（靳鹤年作品）

夸张、变形指的是打破正常的比例和解剖关系。如人物造型中，头往往占整个身体的1/2，甚至更大；脖子可以拉得很长，甚至把头扭转到身后；四肢可以缩得很小，甚至忽略不计，也可以变得短粗；五官中眼睛有半个脸大。桃子要用两个人抬着走，人骑在大公鸡上（图8-5），比娃娃还大的金鱼；老虎只需剪个头再加个"王"字表现，狮子的身子分成左右两半来表现，动物的外形可以变成圆形、方形，等等。这些如天马行空般无拘无束的造型，在现实生活中不可能存在，但在剪纸艺术中很多并为大众所接受（图8-6）。

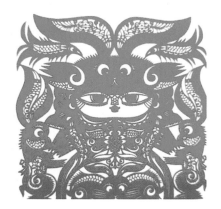

图8-6 《兔妞妞》（王少丰作品）

剪纸的花草植物变形是极为普遍的现象。几乎每幅作品都有花草的影子，通过对花草植物扩大、缩小、伸长、加粗、变形等的夸张处理，物象之间可以相互连接，画面更加丰满、美观，装饰性更强，更富于节奏感和韵律美，使形象更具特征性和艺术魅力。所以，剪纸的连接要求与艺术上的提炼很自然地糅合在一起，相互制约，互相促进，形成剪纸特有的表现造型的形式。

在造型时如果两只眼睛不经过夸张和适当加长，不但与外轮廓连接不上，而且神情也不会那么显现；如果不考虑形象的特征和内容表现的需要，一味加大和拉长，又必然损害形象的美感和生动性。因此，夸张变形的运用也要有度，要求视觉不别扭、难受，感觉要舒适。

3. "无中生有"构图表现手法

剪纸创作中的"无中生有"法，指的是把不可能同时出现的物象同时在一个画面出现，也是剪纸创作构图的基本手法之一。

民间剪纸艺人发挥了其至真至纯的艺术天性，他们的构图思维不受生活惯例、题材内容的局限，可以打破自然界的客观法则和时空的限制，将不同空间、不同时间的物象放在同一个平面上进行表现，不讲透视、不顾比例，凭着经验和灵性任意取舍、自然挥洒、大胆创造。

如在形态各异的民间剪纸中，为了表现对生命延续的渴望和对生活幸福的追求，剪纸抓髻娃娃形象中添加鸡、鱼、莲花、石榴等等图形；为了表现对生活富足、吉祥如意的愿景，生活在水中的鱼虾等动物会出现在鸡、猪、人等的身上，甚至树上也会长满了鱼（图8-7）；为了表现美好生活，不论是天上飞的还是地上跑的、水中游的动物，身上都会开满了各种各样的花；等等。对于剪纸而言，现实的物象背面、顶面、底面或

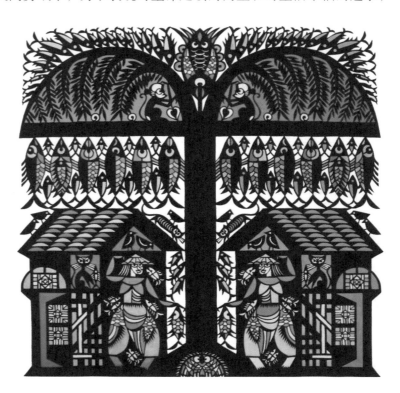

图8-7 《天人合一》（王少丰作品）

内部虽然是看不见的，但是它是存在内心感悟的，看不见是合理的，但不剪出来却是不合理的。如剪纸中的动物可以在身上剪出各种小动物等（图8-8、图8-9）。民间剪纸就是要想方设法克服纸的局限，在充分利用纸的特质上大做文章。在局限里自由驰骋，变不可能为可能，多角度、多方位、多层次地随心所欲地表现自己的想法，将若干形象创造性地组织起来，使之产生连贯、呼应、对比和衬托的作用。这种"无中生有"的表现方法，不但能够很好地表达创作者的思想情感，也很好地装

饰美化了生活。这就是艺术上的真实，来源于生活，却比生活更高更美。

4. 散点透视构图

散点透视也叫"移动视点"，是指创作者的观察点不是固定在一个地方，而是根据需要，移动着立足点进行观察，凡各个不同的立足点上所看到的东西，都可以组织进自己的画面中。

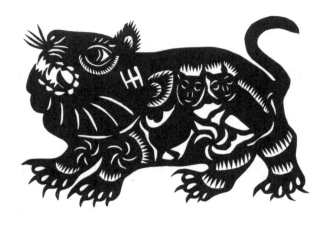

图 8-8　《虎》（高金爱作品）

在民间剪纸中，表现大场面和复杂的、多层次的场面，一般采用的是散点透视法。在透视上不追求纵深感，而有着"看得多、看得全"的审美辨识。作者将不同素材各自独立、互不交叉，被剪的物体前景、后景在一个平面上出现，物象之间互不遮挡、互不重叠，既看到眼前的物象，又能完整地看到后面的景象，用形象的主次、对称、均衡的形式法则统一画面，在二维的空间内体现事物的全貌。在现实中这是不合理的，但在剪纸中却显得自然、合理。

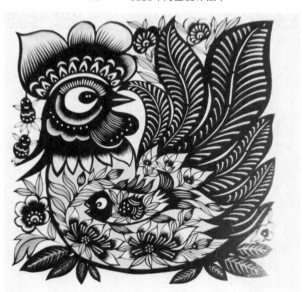

图 8-9　《吉庆有余》（王巾作品）

剪纸《远方的客人请你留下来》（图 8-10）、《信天游》（图 8-11）就充分运用了散点透视构图法，不受自然物象固有形象的束缚，不以外表的模拟为满足，把所有的物象放在同一平面上表现。同时，为了追求造型的完整性、全面性，又将不同空间、时间中的不同景物进行描绘，充分体现了创作者绝妙匠心的审美愿望。

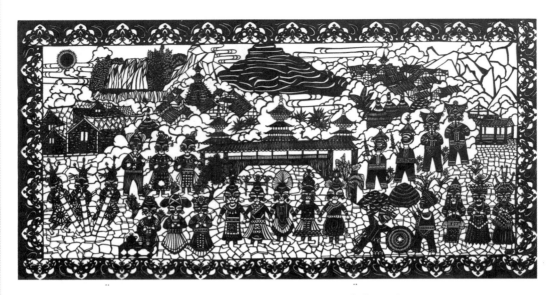

图 8-10 《远方的客人请你留下来》(许瑞芬作品)

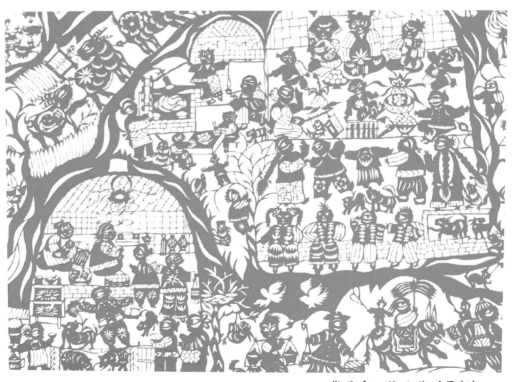

华月秀　信天游（局部）

图 8-11 《信天游（局部）》(华月秀作品)

5. 作品《蝴蝶妈妈》创作过程实例

蝴蝶妈妈的传说出自贵州省黔东南苗族神话传说《苗族古歌》，苗族先民认为生命始祖是枫树和蝴蝶妈妈。相传蝴蝶妈妈是从古枫树变来的。蝴蝶妈妈的食物是鱼，她与水上的泡沫"游方"（即恋爱）怀孕后生下了 12 个蛋，后经过吉宇鸟悉心的孵养，孵化出远祖姜央、雷公、龙、虎、蛇、象、牛等 12 个兄弟。枫树和蝴蝶妈妈被苗族先民视为爱情、生殖、生命的象征，供奉她，就可以保佑村寨安宁、子孙繁衍、五谷丰登。因而蝴蝶妈妈被作为图腾崇拜，体现了苗族先民对生命的敬畏和对美好生活的向往。

（1）创作构思　在了解了这个神话传说后，可以确定作品主题是要表现"蝴蝶妈妈"，相关素材有鱼、人、龙、虎、牛、吉宇鸟、月、日和水泡等等元素，参考黔东南苗族一带少数民族的蜡染、刺绣等纹样和特点，动用所掌握的剪纸语言和符号，运用夸张、变形和观念造型的手法进行造型，采用平视构图，分块面、分层次地反映苗族人民在蝴蝶妈妈的护佑下，祖祖辈辈繁衍生息的生存状态和丰富的生产生活场景。

（2）画稿　完成构思后开始画稿。采用长方形八角对称的折叠技法进行折叠，把纸折叠出 15 个块面，每个块面的折痕用直线或曲线进行分隔，每个块面上分别用"无中生有"法画上所要表现的人物、动物、植物形象或装饰纹等。

为了更好地反映苗族人民在蝴蝶妈妈的护佑下繁衍生息的生活状态，我们把苗族人民生产生活的场景画在四周。画面中间是视觉焦点，我们用菱形块面为背景，用来表现蝴蝶妈妈和枫树等图形纹样，辅以鸟纹、鱼纹、蝴蝶纹等。同时，为突出表现生命始祖蝴蝶妈妈与水泡孕育了生命的主题，采用在蝴蝶妈妈身上的圆圈里画小人的形象来表达。整个图形画好后，最后对画稿进行检查调整或修改，看看有没有需要修改和补充的地方。

（3）剪刻　为了与周围环境形成反差和对比，中间的菱形和枫树采用阴刻，蝴蝶妈妈用阳刻；四周的生产生活场景图形采取阳刻为主，阴刻为辅的手法进行剪刻，处理好点线面的关系，从而达到虚实对比、反差强烈、突出主题的视觉效果。

剪法与步骤如图 8-12、图 8-13 所示。

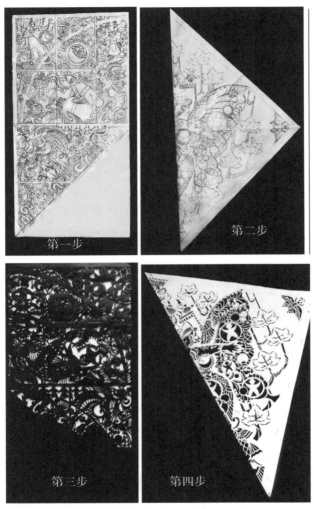

第一步

第二步

第三步

第四步

图 8-12 《蝴蝶妈妈》剪法

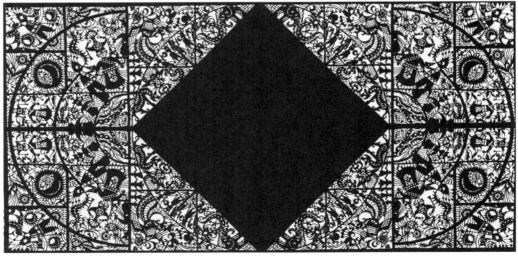

第五步 ①

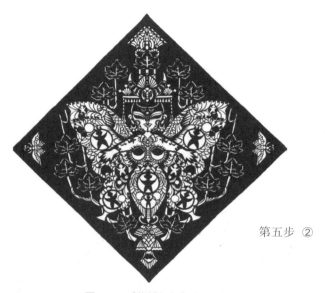

第五步 ②

图 8-12 《蝴蝶妈妈》剪法

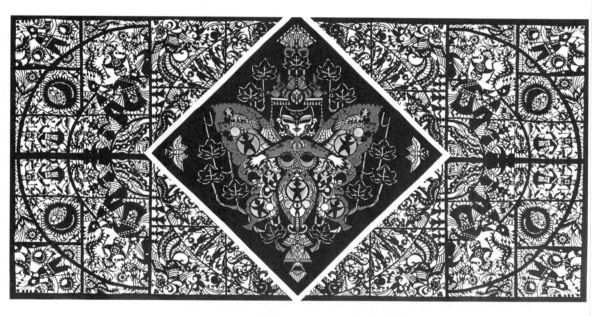

图 8-13 《蝴蝶妈妈》(许瑞芬作品)

三、医药卫生主题剪纸欣赏学生习作

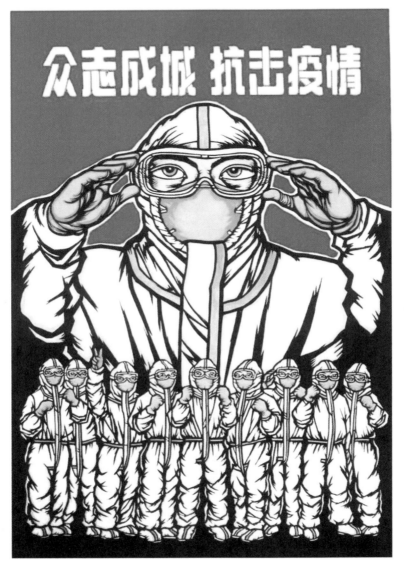

图 8-14 《众志成城　抗击疫情》(周康乐作品)

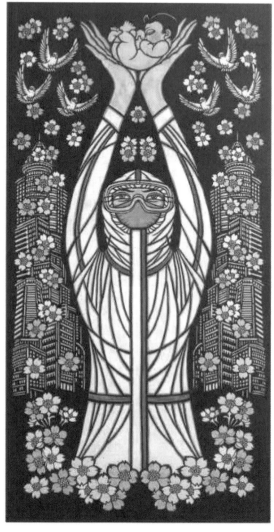

图 8-15 《生命》（周康乐作品）

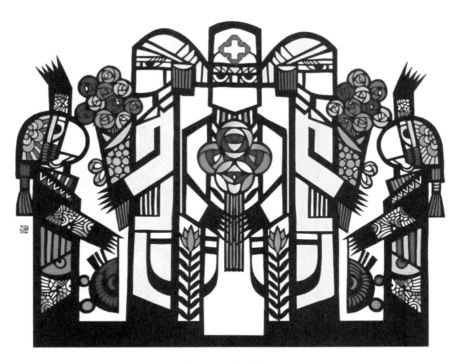

图 8-16 《鲜花献英雄》（王少丰作品）

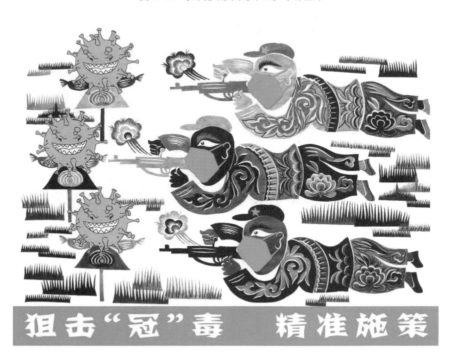

图 8-17 《狙击"冠"毒 精准施策》（薛佳慧作品）

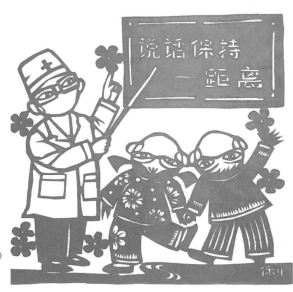

图 8-18《说话保持距离》
（周俐佼作品）

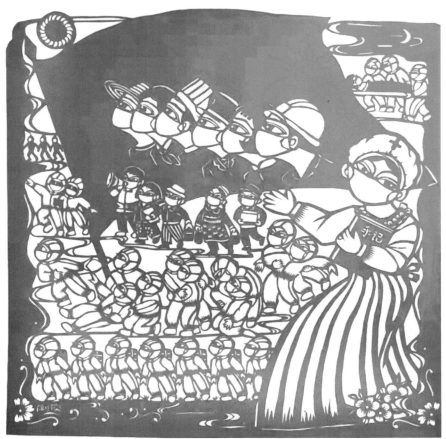

图 8-19 《护士手记》（周俐佼作品）

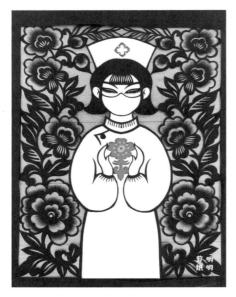

图 8-20 《静待春暖花开时》(聂明明作品)

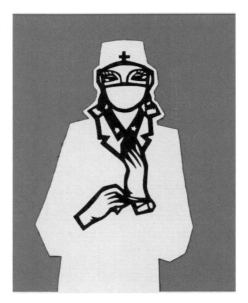

图 8-21 《白衣天使》(卫生选作品)

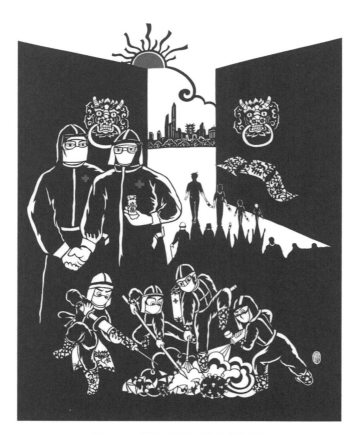

图 8-22 《云开雾散》(高少萍作品)

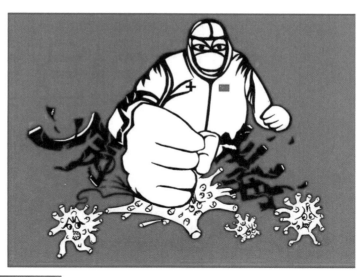

图 8-23 《重拳除疫》(龙艳琴作品)

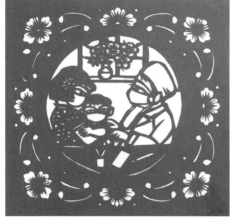

图 8-24 《善爱》(周俐佼作品)

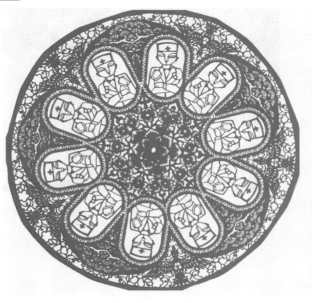

图 8-25 《待到山花烂漫时　他在丛中笑》(许瑞芬作品)

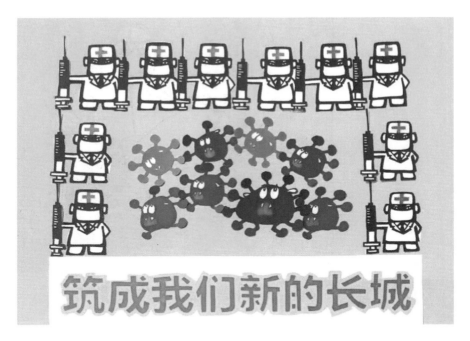

图 8-26 《筑成我们新的长城》（沈赞飞作品）

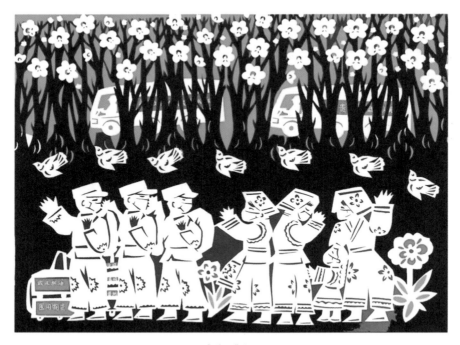

图 8-27 《送别》（岳红霞作品）

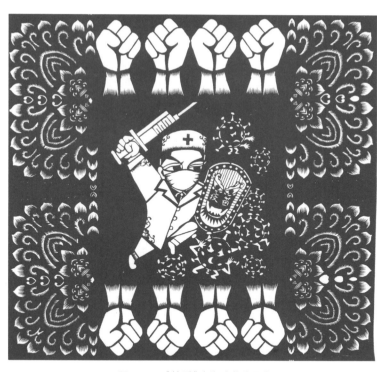

图 8-28 《护盾》(许瑞芬作品)

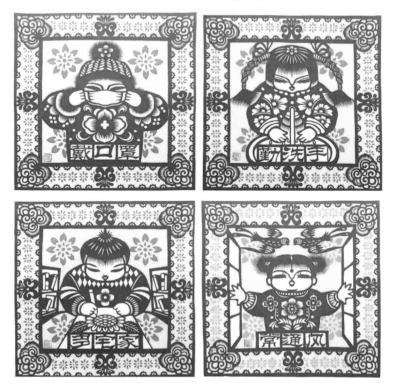

图 8-29 《防疫知识组图（4 幅）》(宁亚肖作品)

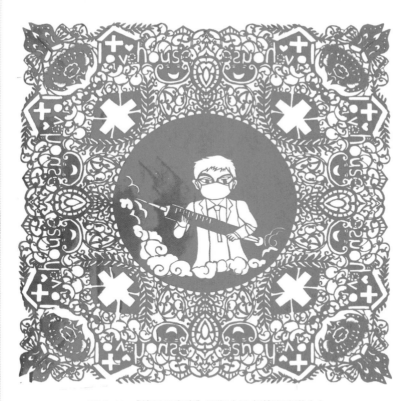

图 8-30 《拨云见春晓》周润（21 级协和班学生）

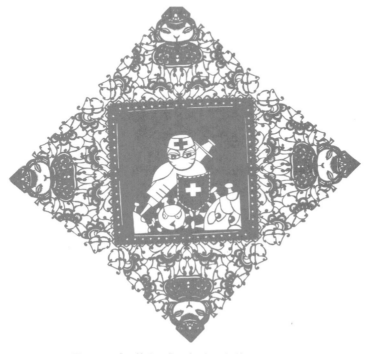

图 8-31 《双管齐下》司颖（21 级协和班学生）

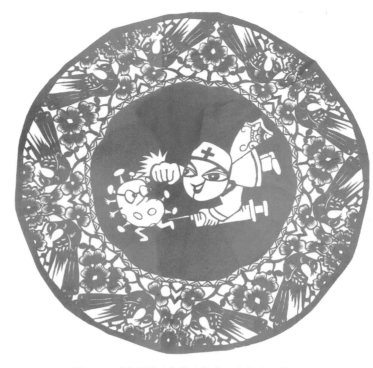

图 8-32 《往哪儿跑》熊光英（21 级协和班学生）

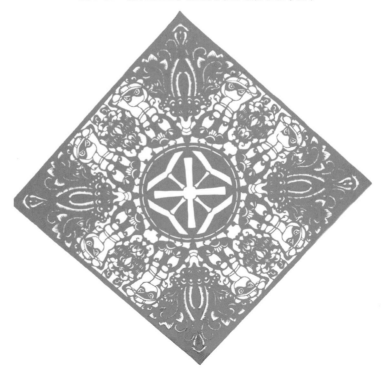

图 8-33 《胜利在望》徐舒（21 级协和班学生）

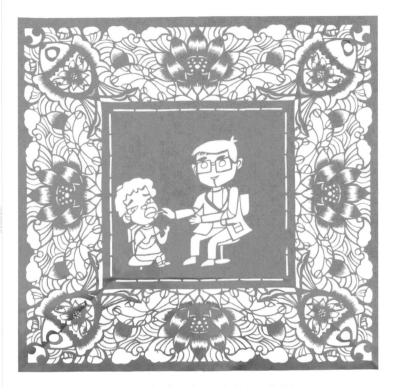

图 8-34 《医》夏龙（21 级协和班学生）

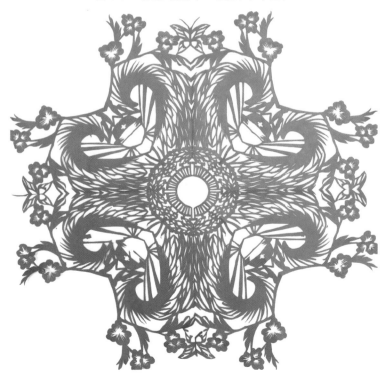

图 8-35 《花好月圆》罗美杰（21 级协和班学生）

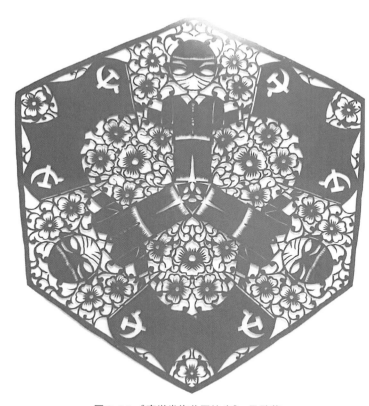

图 8-36 《高举党旗共同抗疫》 马勋苇

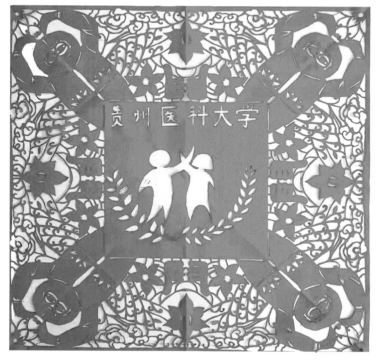

图 8-37 《健康随行》何丽园